能量精油調配指南

用數字和香氣配方，爲你的金錢、事業、愛情和人緣
帶來無盡好運的芳香療法！

李佳玲 著

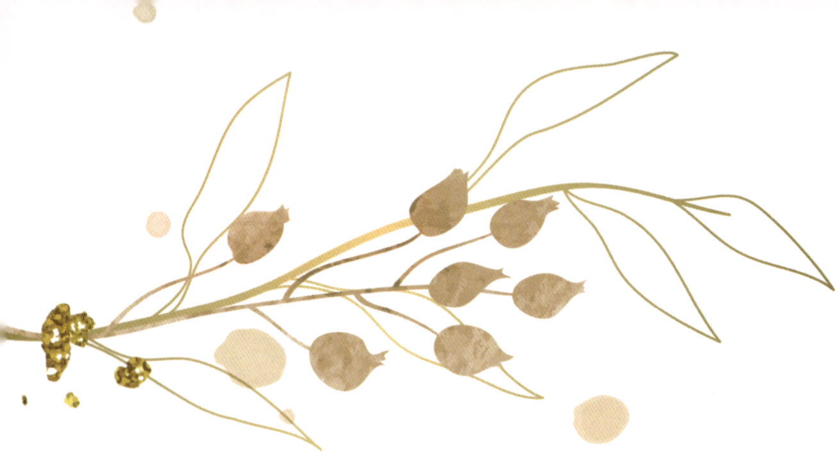

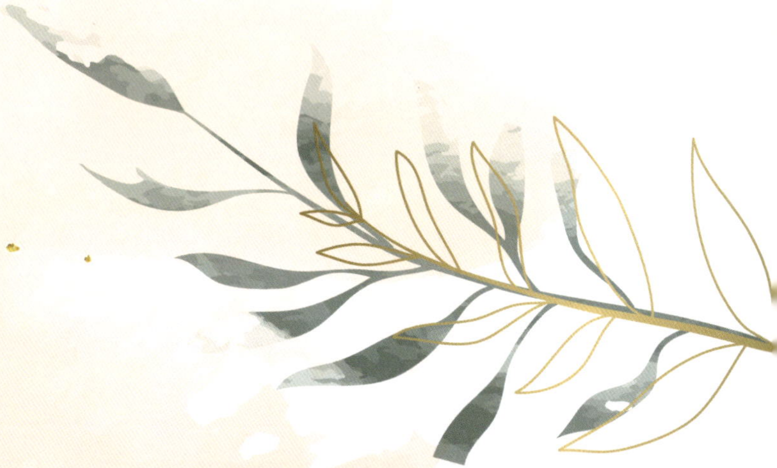

你快樂嗎?

生活的滿意度取決於天賦的運用

你來到世界的那一刻

宇宙能量就與你產生連結

使你成為獨一無二的你

透過生命數字與植物香氣

看見自己 See yourself

了解自己 Know yourself

愛自己 Love yourself ❤

Preface

作者序

2003 年，我在台灣芳療學院任教時，便開始研究古希臘的占數術（Numerology）——生命數字。相較於當時流行的東方紫微命理或西方占星術，希臘占數術是比較簡單入門、容易理解的個人天賦與性格的分析工具，人人都可以簡單上手。

一開始只是覺得有趣，深入研究後卻意外發現數字能量竟能夠跟植物人格特質連結。當我們想要強化或調整自己的某一種人格特質時，可以利用植物香氣處方來幫忙，這是令人愉悅而且簡單又有效的好方法。只要 **3** 分鐘，就能依據你的人格特質或所需能量，調配出最合適的香氣處方，而這樣的方法也能幫助新手挑選出符合自己的精油。

我一開始研究希臘占數術時，是研讀希臘籍自然療法醫師——藍寧仕博士（Dr. Dimitrios Lenis）出版的專業書籍，後來有幸在北京完成藍博士親自教授的培訓課程。研讀課程期間，藍博士為我們打開更寬廣的生活應用方式，從數字 **1** 到 **9** 的原始能量延伸到能看出每個人的天賦才華、人生課題、顏色、行為模式、健康問題，甚至是適合的食物等。有一次，我跟藍博士提到我是芳香治療師，想將植物香氣與數字能量結合應用，藍博士當下便鼓勵我積極開創更多的可能性。

「多練習」總是研究一個新學問最佳的學習方式，記得那段時間我總是隨身帶著一個小本子，把身邊的家人、好朋友或者剛認識的新朋友全都算過一遍。透過生命數字與命盤比照他們的天賦與性格，在每次的解說中，他們總是驚呼「好準！」而且非常有興趣地想知道更多這些數字背後所代表的訊息。

應用植物香氣密碼這套系統，讓我在工作與生活中獲得很多幫助。在生活上，能更了解身邊的家人與朋友們的性格、行為模式，進而以他們能夠理解的方式，有更好的相處與有效的溝通。工作上，我會在開課前透過了解學生的性格屬性，以他們更能理解的方式講解授課，更能滿足他們的學習期待。

曾有學生在研習香氣密碼之後，很高興地告訴我，過去她總是不能理解女兒的想法，溝通的頻率總是對不上，令她非常苦惱。後來，當她知道女兒的生命數字是 **9** 號之後，立刻解惑了。原來過去女兒另類的想法，都是反映出 **9** 號人的人格特質，也讓她放下那些無謂的擔心，重新找到跟女兒溝通相處的模式。

芳香療癒是我每天的生活日常，我真心覺得每個人都值得享受植物香氣帶來的平靜與美好，不應只有少數人默默領會。許多人對於芳香療癒敬而遠之，或是因為艱深難懂的芳香化學、複雜難記的植物拉丁學名、無法明確的處方、不知如何調配以及對於療效的不確定性。不管是有興趣入門芳香療法的小白或是專業的芳香療癒師，熟悉這套系統能更加有效率的幫助理解個案的情緒與身心狀況，並能以合適的植物香氣來調配處方，提高芳香療癒的趣味性與可行性。

超過 **20** 年的芳療培訓經驗，我發現這是一個非常適合進入芳香生活的入門嘗試，只需要從與個人息息相關的生命數字開始，對應九大類的芳香植物與其香氣特質，就能從中去看見自己、了解自己並學習如何以香氣來愛自己。

我將以三大部分介紹這套簡單又好玩的「植物香氣密碼」：第一部分，分透過占數術與生命數字來看見自己、了解自己。第二部分，透過植物人格特質結合香氣找到適合自己的香氣能量，並獨家推出植物香氣結合心靈手繪「植覺繪」，隨時隨地在專屬自己的時間與空間裡，用香氣與手繪來愛自己、療癒自己。第三部分，跟大家簡單介紹芳療的基礎知識與應用，將精油使用與調配處方的基本概念介紹給你，並分享廣受好評的九大人格香氣複方、九款適合不同人格特質的精油手作產品。

現在，誠摯地邀請你跟我一起用有趣、簡單的方式來進入芳香生活的美麗心世界，將這份美好融入你的理想生活中，並分享給你愛的人。

Contents 目錄

Part 1‧生命數字

Part 2・植物人格特質

Part 3・植物療癒入門

Part 4・芳香魔藥調配

Part 1

生命數字

生命數字又稱為生命靈數，源自於古希臘，是一門探討個人獨特生命的統計學，每個數字蘊含著獨特的神秘力量，數字能量幫助我們從不同的角度看事物，是科學、是哲學，也是一種頻率（能量）。

什麼是生命數字？

生命數字又稱為生命靈數，源自於古希臘，是一門探討個人獨特生命的統計學，著名的古希臘學者 —— 畢達哥拉斯（B.C. **570**-B.C. **495**）可謂為宗師。他不僅是數學家（畢氏定理），同時也是音樂家、天文學者、幾何學與占數術專家，推行身心合一的醫師。利用每個人人生中第一組最重要的數字，也就是出生年月日，來推算與生俱來的天賦才能。每個數字蘊含著獨特的神祕力量，運用數字更加認識自己的天分與不足，也能及早認知自己的人生課題。以生命數字為架構，對應植物人格特質，可以快速應用植物香氣能量來調整自身能量或增強運勢。

數字能量幫助我們從不同的角度看事物，是科學、是哲學，也是一種頻率（能量）。試著回想你是不是有特別偏愛的數字，在不同的文化背景之下，人們對於數字也會有不同的喜好，例如西方人特別喜歡「Lucky 7」，華人則喜歡代表「發」的 **8**。

學習更多能量療癒之後，我發現生活中經常會看見天使數字[1]，據說那是天使給我們的提示，每個不同的數字組合有不同的意義，例如：

00:00——此刻，你與神同在。

11:11——新的更高振動將在宇宙時刻湧入。

03:33——你完全被仁慈的大師們所圍繞、保護、愛與指引著。

每個人都是獨一無二的存在，不會有完全一樣的性格與天賦才能，沒有人天生就能完全了解自己，我們一生都在認識自己、了解自己，並走在學習成為更好的自己的路上。

雖然有多種方式可以幫助我們了解自己，如西方醫學的人格心理分析、西洋神祕學占星或者東方紫微命理、八字等方式，這些嚴謹且具有龐大系統的專業知識，需要花費許多時間去理解與累積經驗，才能準確的解讀分析。

而生命數字，是使用與每個人最緊密並且關乎一生的第一組數字——生日（出生年月日），來計算與生俱來的天賦長才與性格特色。事實上，我們以為的自己與別人眼中的自己常有頗大差異，生命數字是非常簡單的工具，能「真正」客觀地理解自己、知曉自己。唯有我們理解自己的天賦長才，才能活出真正的自己，重新建立自信，活出燦爛美麗的人生。

---

1 這裡所說的「天使」是指高層次的存在，擁有更進化的意識，能提供指引與進化，幫助靈性成長。這些高層次的存有透過不同的方式來指引我們，天使數字是其中一種方式，通常是重複的數字或以特定順序排列的序列。最常見的是時間，如 11:11、01:01 等，或者是門牌號碼、發票、車牌等等，可能會在不經意的時刻看到特定的數字。你當然可以認為是巧合，不過也可以去理解為何你會接收到這樣的訊息，反思天使數字給你的提示是什麼？當我們更加有意識地去發現生活中細微的小事，就會發現有越來越多的靈感湧現。

找出你的生命數字

天賦數

首先，寫下出生的西元年月日，然後將八個數字分別相加，得到的總和為「天賦數」（通常為兩位數），例如：A 的出生日期為 **1976** 年 **03** 月 **19** 日，將 **1+9+7+6+0+3+1+9=** **36**（**3**、**6** 為天賦數）。

天賦數代表你面對問題時，解決問題的態度與方式，十位數為原始反應，個位數為修正後的態度；同時也是，你私底下實際展現的樣貌，也揭示著我們與生俱來，並對我們最有優勢的天分與才華。

命數

接著，將兩位數的天賦數加總直至得到一位數，則可得到「命數」，例如 A 的天賦數是 **3** 和 **6**，**3+6=** **9**，**9** 就是 A 的命數。如果加總時依然是兩位數，則加總直至得到一位數，例如 B 的天賦數是 **5** 和 **8**，**5+8=** **13**，則再加總成 **1+3=4**，**4** 為命數。

命數代表你這一生的天職，此生需要學習的人生課題，也是我們應該努力的方向，也代表你想成為的理想樣子。

生日數

除了天賦數與命數之外，還有「生日數」也對我們影響很大，生日數為生日日期（不含年月）的數字總和。

例如：A 的出生日期為 **1976** 年 **03** 月 **19** 日，那他的生日數則是將 **1**、**9** 這兩位數加總直至得到一位數，算式：

19→1+9=10 → 1+0=1 ，算出來 **1** 為生日數。

生日數代表你在別人眼中的樣子，屬於外顯的性格。

星座數

最後，再查詢星座數對應表。A 的星座是雙魚座，星座數是 **12**，總數是 **1+2=3**。

牡羊座 3/21-4/20 星座數 1	巨蟹座 6/22-7/22 星座數 4	天秤座 9/24-10/23 星座數 7	摩羯座 12/23-1/20 星座數 10 總數為 1
金牛座 4/21-5/21 星座數 2	獅子座 7/23-8/21 星座數 5	天蠍座 10/24-11/22 星座數 8	水瓶座 1/21-2/19 星座數 11 總數為 2
雙子座 5/22-6/21 星座數 3	處女座 8/22-9/23 星座數 6	射手座 11/23-12/22 星座數 9	雙魚座 2/20-3/20 星座數 12 總數為 3

舉例：假設 B 的出生日期為 **1959** 年 **04** 月 **29** 日。

生命數字	計算公式	★結果★
天賦數	1+9+5+9+0+4+2+9=[39]	3、9 為天賦數
命數	3+9=[12]→1+2=[3]	3 為命數
生日數	2+9=[11]→1+1=[2]	2 為生日數
星座數	04 月 29 日為金牛座	2 為星座數

操作與練習

現在請花點時間將你的天賦數、命數與生日數計算出來，並依據星座數對應表查出星座數。

生命數字	計算公式	★結果★
西元生日	西元□□□□年□□月□□日 EX：西元 A B C D 年 E F 月 G H 日	
天賦數	□+□+□+□+□+□+□+□=□□ EX：A + B + C + D + E + F + G + H = JK	
命數	□+□=□（加總直至變成一位數為止） EX：J + K = L	
生日數	□+□=□（加總直至變成一位數為止） EX：G + H = M	
星座數	你的星座是＿＿＿＿（直接查詢星座數對應表） EX：巨蟹座，星座數是 4	

計算出這些數字後，即可進行繪製個人的生命數字命盤，了解生命中的數字密碼如何影響你。

接下來，你可以先從「**命數**」查詢自己是幾號人，來理解你的人生課題是什麼？自己想追求的道路是什麼？

數字 **1** →見第 **18** 頁
數字 **2** →見第 **20** 頁
數字 **3** →見第 **22** 頁
數字 **4** →見第 **24** 頁
數字 **5** →見第 **26** 頁
數字 **6** →見第 **28** 頁
數字 **7** →見第 **30** 頁
數字 **8** →見第 **32** 頁
數字 **9** →見第 **34** 頁

數字 1
關鍵字：「獨立」

1 號代表起源、起點，能量由此開始向外傳遞，也代表著太陽的能量，地球的一切生命都仰賴太陽。

生命數字「1」的代表形象是皇帝／國王。1 號人具有非常明顯的領導特質，是天生的領袖，非常獨立，能夠很好的去執行計畫。你的衝勁十足、精力充沛，具有強大的企圖心，做事喜歡快速又有效率，想到要做什麼，最好可以立刻、現在、馬上去做，不喜歡拖拖拉拉的，一旦確定目標就會勇往前行，因此經常會不耐煩或是急躁。

1 號人的特質是特立獨行、創意十足，不喜歡跟隨潮流，喜歡自創一格。你看待事情常以「非黑即白」的方式快速地做出決定，你一眼就能看出應該採取的行動，這是領導領袖必備的特質，但也容易導致獨斷專制。

1 號人的人生課題是必須學習無私的分享與付出。1 號人常因為過度地以自我為中心，而忽略他人的感受，讓人覺得冷酷、自私、固執，相處起來倍感壓力。真正的領導者會致力於改善追隨者的生活，以更加柔軟寬容的方式來建立自己的王國，學著依賴別人也試著容許被依賴。

1 **號人的人生目標**是追求獨立自主的夢想，並且努力實踐夢想，當他們完成目標、發揮影響力，才能得到真正的快樂。

想與 1 號人有效溝通，關鍵句是「我想先問問你的意見」。你不可能命令皇帝或者國王去做什麼事，唯有顯示出你足夠尊重他們的意見，他們才能敞開心說出內心的真實想法。

1 **號人如果想加強健康**，必須照顧整體的能量，透過提升整體的生命能量能夠強化數字 1 的能量。除此之外，還可以多使用紅色的物件、多吃單一（單純）的食物（例如喝水、牛奶等），透過獨特的穿衣風格來強化 1 的獨立與執行力。

1 號植物人格

1 號人適合的植物香氣是木質調，可使用木質調香氣來提升 1 號的獨立與領導特質，木質調的香氣包含雪松、花梨木、松、黑雲杉及檀香等（更多植物香氣內容與精油調配將在「Part3 植物人格特質」中詳述）。

數字 2
關鍵字：「依賴」

2 號代表二元對立，如男與女、陰與陽、黑與白、冷與熱等。兩點可以連接成線，將東西串連起來，所以 2 號具有依賴／連接的特質。

生命數字「2」的代表形象是皇后。2 號人具有依賴的特質，天生就是公關高手與外交人才，善於交際與合作，能很好的協調、整合資源。在群體中總會盡力照顧大家的感受，是十分敏感、體貼的存在、所以反而常會因此失去自我，或者經常在權衡利弊中糾結，導致遲遲無法做出決定與行動。

2 號人的特質是觀察敏銳、善於分析，天生就有很好的協調、搭配組合能力，能把對的人事物放在對的位置，具有很好的溝通能力，所以擅長處理人際關係，是最佳的團隊組員。

2 號人的人生課題是學習獨立，學習用積極主動的方式來解決問題，不要過度依賴他人或外在的事物，必須理解事情沒有絕對的好與壞，有時候一個明快的決定，好過拖泥帶水、懸而未決的拖延。

2 號人的人生目標是必須密切的參與人群與團體生活，讓他們能感受到與他人有緊密的連結。找到好的夥伴或是群體依靠，會讓他們健康快樂，但這樣的狀況並非永恆不變，回到人生課題的學習獨立才是最好的解決之道。

想與 2 號人有效溝通，關鍵句是「你決定就好」。他們具有敏銳的觀察力，對細節和變化很敏感。對於他們喜歡或信任的人，希望透過讓對方握有主導權來加深彼此之間的關係，所以喜歡由對方主導做出決定。但需要多點時間向他們說明清楚整個過程。

2 號人如果想加強健康，必須照顧連接身體的循環系統，例如心臟、靜動脈及淋巴等，強化循環系統有助於提升數字 2 的能量。多使用橙色的物件、吃黏膩的食物（例如大蒜、山藥、秋葵、雞蛋等），透過穿著強調整體協調性的服裝（例如套裝、同色系或風格）也能強化 2 的協調整合特質。

2 號植物人格

2 號人適合的植物香氣是根部類，可使用根部類香氣來提升 2 號依賴與協調的特質，根部類的香氣包含薑、歐白芷、岩蘭草等。

數字 3

關鍵字：「理想」

3 號代表靈性的存在，在基督教裡 3 代表了聖父、聖子、聖靈三位一體，是權力與能量的結合。3 代表的圖形是三角形，擁有了 1 跟 2 的潛力，進而創造更完美的事物，因此也與創造力跟美有關。

生命數字「3」的代表形象是備受寵愛的王子或公主。3 號人是純真的小孩也是理想主義者，對他們來說，理想就是真理，不接受批評、也不會輕易妥協。他們有獨特的美感跟品味，是絕對的外貌協會；天生長袖善舞，是很好的公關、社交人才。如果能夠從事創意的工作或得到注目的焦點，就會覺得很開心。

3 號人的特質是有許多才華，他們是溝通高手、能以特別的方式療癒並激勵他人，擁有豐沛的創造力。他們常拒絕承認自己有創意跟美感的細胞，說自己並不會畫畫或設計，但具有辨別事物的美醜也是一種創意才華，這點在他們獨特的審美上可以窺探一二。

3 號人的人生課題是學習接受世上沒有絕對的完美，珍惜當下的小確幸比遠在天際那不切實際的夢想更加重要。要知道接受別人的批評也是一種祝福，能幫助自己的理想更有實現的機會。

3 號人的人生目標是發揮天賦的創造力，竭盡全力地去實現自己的夢想，在追夢的過程中也許會有挫折與困難，正因如此純真的小孩才得以成熟、長大。

想與 3 號人有效溝通，關鍵詞是「我知道我要什麼」。他們非常有主見，也很在乎別人怎麼看他，所以切忌直接指出錯誤或批評，一旦他們感受到你的不認同就會關上溝通的大門，像任性的孩子對你摀住耳朵說：「我不聽、我不聽」。最好的方式是先認同他們的想法，讓他們感受獲得認同與尊重，他們就會放心聽取你的意見。有時候，先讓 3 號人得到他想要的，你才能得到你想要的。

3 號人如果想加強健康，必須強化代表門面的皮膚與頭髮的健康，有助於提升數字 3 的能量。多使用黃色物件、吃水果與甜食，穿戴可愛的裝飾品和服裝也能夠強化 3 號的創造力。

3 號植物人格

3 號人適合的植物香氣是花朵類，可使用花朵類的香氣來提升 3 號追求完美與創造的能量，花朵類的香氣包含玫瑰、茉莉、依蘭、橙花、天竺葵等。

數字 4

關鍵字：「安全」

4 號代表穩固與安全，正方形是 4 代表的圖形，代表穩固的基礎構造。在基督教裡十字架也代表 4，正如同其宗教的本質象徵保守、誠實與全然的信服。

生命數字「4」的代表形象是盲人。4 號人追求穩定與安全感，通常具有較強的組織規劃能力，是忠實的朋友與忠誠的員工或下屬。雖然他們缺乏創新的能力，卻總能將事情建設完備，是非常得力的助手。

4 **號人的特質**是害怕冒險，不喜歡改變，容易固執己見，不願意特立獨行，喜歡成群結隊，希望事情總是按照計畫或熟悉的模式進行。面對一個新的事物，他們需要一直不斷地確認，直到確定安全、沒有危險才會著手進行。因此 4 號人常讓人以為容易拖延、行動力不足，一旦他們梳理完成，建立好組織流程，一切都會進行的非常流暢。

4 **號人的人生課題**是學習從內心尋求真正的安全感。物質與世俗生活的穩定對 4 號人非常重要，有車、有房、有存款與穩定的生活，都是他們追求的目標，為了滿足這些條件，他們會勤奮工作、努力不懈，因此許多超級富豪都是 4 號人。

4 號人的人生目標是必須學習更願意承擔風險、接受改變，以開放的心態嘗試新事物，迎接更多成長的機會。要知道人生真正的安全感與富足是來自內心，而不僅是世俗的錢財和名利。

想與 4 號人有效溝通，關鍵詞是「眼見為憑」。首重安全感的他們，不會輕易相信、輕易改變，他們不相信感覺或信口開河，除非拿出實際的證據說服或證明你是對的。

4 號人如果想加強健康，必須照顧骨骼系統，穩固的骨骼有助於提升數字 4 的能量。多使用綠色的物件、食用澱粉類主食，穿著制服或有條不紊的服飾也能強化 4 號的組織能力。

4 號植物人格

4 號人適合的植物香氣是果實類，可使用果實類的香氣來提升 4 號善於組織規劃的能量，果實類的香氣包含所有的柑橘調如佛手柑、橘子、甜橙、檸檬等。

數字 5

關鍵字：「自由」

5 號象徵自由，五角星是 5 號的對應圖形，星星在神祕學的意涵裡代表了希望與潛力。五角形也可以幻化成人形，想像五個角分別代表了頭與四肢，所以 5 數也是最能代表人性的數字。人總是追求自由與快樂不是嗎？在數字命盤的分析裡，5 號也剛好在正中間，5 號人通常也具有多才多藝的天賦。

生命數字「5」的代表形象是政治家。5 號人追求自由、不受拘束，能夠自由自在的工作與生活是最讓他們快樂的事，他們對生活充滿熱情與好奇心，喜歡探尋新鮮的事物、喜歡結交新朋友、去旅行走看各地，體驗各種多采多姿的生活。

5 號人的特質是口才極好、能言善道，見人說人話、見鬼說鬼話，因此很容易與人相處、獲得大眾的喜愛，是人見人愛型的溝通高手，很適合從事業務、講師、媒體或政治家。這樣的特質在工作上確實是一股助力，能為他們創造很多成功的機會，快速積累財富或名聲。但這樣的特質在情感關係中卻會造成莫大的阻礙，因為他們渴望自由、需要保持新鮮感、不願意承擔承諾的壓力等，恰好都是不利於情感關係發展的要素。

5 號的人生課題是學習專心，自由自在的 5 號人喜歡無憂無慮、隨遇而安的生活狀態。但是他們也渴望成功，知道自己要什麼，卻缺乏勇氣去鎖定一個目標，因為一旦鎖定一個目標表示要放棄其他選項，就會失去彈性與其他可能性，於是常在緊要關頭選擇逃避，錯失成功的機會。所以 5 號人必須要學習專注，持續不斷努力，才有機會品嚐豐收的果實。

5 號的人生目標是享受自由自在、不受拘束，追求不斷變化的新鮮感與刺激，是他們生活裡的核心。他們需要透過閱讀、觀察各種新鮮事物來滋養自己、迸發靈感，所以常會讓人感覺到三分鐘熱度或者是什麼都懂一點卻不專精，有時候會讓自己陷入猶豫不決的境地，一直在原地打轉、無法前進或者無法積累達成目標。

想與 5 號人有效溝通，關鍵詞是「再看看吧」。不要挑戰口若懸河的 5 號人，因為你說不過他們，不要逼他們做承諾，只要新奇、有趣，便能吸引他們的關注。最好讓他知道他有選擇的權利以及自主決定的彈性，而不是告訴他應該要怎麼做。

5 號人如果想加強健康，必須照顧呼吸與肌肉關節系統，靈活的關節與健康的呼吸道有助於提升數字 5 的能量。多用藍色物件、用香料料理，穿著方便活動的服裝（如運動服）也能強化 5 號的自由與活力。

5 號植物人格

5 號人適合的植物香氣是香料類，可使用香料類的香氣來提升 5 號自由與善於溝通表達的能量，香料類的香氣包含肉桂、丁香、百里香等。

數字 6
關鍵字：「療癒」

6 號象徵療癒與自我犧牲，代表的圖形是六芒星（大衛之星），由兩個三角形所組成，在古老的煉金術裡代表水與火的組合，具有強大的療癒與保護能量。

生命數字「6」的代表形象是療癒者。6 號人追求「被需要」的需要，他們相信這是他們存在的價值所在。他們是解決問題的高手，修繕是他們的專長。他們有很強的同理心，可以感同身受去理解並幫助身邊的人，有時候會因過度付出，而不惜犧牲自己。

6 號人的特質是善於分析、十分敏感、有同理心，這些特質造就他們成為療癒者的可能性。他們並非不求回報的付出，也會希望對方能感激並以愛回報他們，如果沒有收到對等的回應他們會覺得受傷或憤怒。有時候他們會因為過度熱心、撈過界的超額付出，讓人覺得很囉唆，造成別人的壓力與困擾，反而適得其反。

6 號人的人生課題是學會先照顧自己再照顧別人，如果一味的把注意力放在別人身上，不斷付出直至身心俱疲，甚至賠上身體健康，會讓 6 號人變得非常憂鬱、低潮，甚至有可能造成無法挽救的悲劇。切記大自然的法則，能量流動需要平衡，這樣才能持續運轉。不要剝奪別人成長的可能性，試著等別人開口請求幫助再動手，並且要衡量自己的能耐，畢竟每個人都有自己的人生與必須負擔的責任，沒有誰可以代替承受。

6 號的人生目標是喜歡修復東西、幫助解決問題及療癒他人，透過這些事情幫助別人成就美好。如果能在工作職場或藉由志工服務、宗教活動等方式讓他們盡情發揮，他們會很開心、快樂、健康。當然，還是要謹守自己的邊界，在合理的範圍內付出，同時學會先愛自己才能更好的愛別人。

想與 6 號人有效溝通，關鍵詞是「無法拒絕」。6 號人需要得到別人肯定並且享受被需要的感覺，要跟他們良好的互動溝通，首先要讓他們感受到你對他們的付出是真心感激的，或者你是真的需要他們的幫助，然後邀請他們協助你一起取得更大的成就，如此他們一定會赴湯蹈火、在所不辭。

6 號人如果想加強健康，必須照顧強化免疫系統，有助於提升數字 6 的能量。多用靛色（深藍色）物件、食用蔬果，穿著舒服方便工作的服裝也能強化 6 號的療癒與服務能量。

6 號植物人格

6 號人適合的植物香氣是藥草類，可使用藥草類的香氣來提升 6 號療癒與服務的能量，藥草類的香氣包含薰衣草、羅勒、鼠尾草、甜馬鬱蘭等。

數字 7
關鍵字：「真相」

7 號是代表靈性與真理的數字，大自然裡美麗的彩虹就有紅、橙、黃、綠、藍、靛、紫 7 個顏色，印度傳統療法阿育吠陀（Ayuveda）中的主要脈輪能量也對應彩虹的七個顏色。在西方普遍認為 7 是一個幸運數字 Lucky 7，也是上帝的數字。

生命數字「7」的代表形象是科學家。7 號人天生好奇，喜歡「打破砂鍋問到底」，研究、探求事情背後的真相。他們觀察入微、喜歡發問，總是需要很多時間思考和整理資訊。他們對邏輯分析、宗教、哲學都富有興趣。

7 號人的特質是有邏輯、善於分析，他們注重細節甚至到吹毛求疵的程度，非常適合認真思考研究的工作，像是科學家、工程師、研究員、哲學家等。他們有強大的耐心與毅力深入研究，加上他們廣結善緣、受上天喜愛，經常有好運氣很好，讓他們誤以為成功很容易，導致有點懶散，有聰明反被聰明誤的情況。

7 號人的人生課題是學習接受真相。7 號人做決定是一個漫長又複雜的過程，一旦他們投入大量時間精力後，如果被告知他的決定有錯，他們通常不會輕易接受。因為他們認為自己是非常聰明的；或是他們不想再從頭來過一遍這個複雜的過程，所以就會裝沒事，一直拖延到沒辦法再推遲為止，甚至可能會造成嚴重的後果。所以 7 號人應該要學習及早面對真相，不要罔顧事實而導致無法收拾的地步。

7 **號人的人生目標**是保持孩童般的好奇心與求知慾，保持開放的態度勇於嘗新，認識更多朋友並與他們分享新知，同時也有機會去思考探究人生的真理與哲學、宗教等深層的意義。想要活得健康快樂的 7 號人，必須學習接受真相，面對問題，及時採取行動修正。

想與 7 號人有效溝通，關鍵詞是「是真的嗎」。7 號人天生喜歡探究真理、講求邏輯，所以切忌直接說出自己的想法，最好是提出你的疑問跟他們一起研究，讓他們享受分析邏輯的過程。請他們工作時也必須講清楚前因後果，讓他們知道全部的細節。不要催促他們，多點耐心等他們做出決定與行動。

7 **號人如果想加強健康**，必須強化消化系統的健康將有助於提升數字 7 的能量。多用紫色物件、補充好的油脂或堅果，穿著複雜或有細節設計的飾品和服裝也能強化 7 號的思考邏輯能量。

7 號植物人格

7 號人適合的植物香氣是葉片類，可使用葉片類的香氣來提升 7 號思考邏輯的能量，葉片類的香氣包含尤加利、迷迭香、辣薄荷、冬青等。

數字 8
關鍵字：「潛力」

8 號代表無限的潛力，代表的圖形是八角形，具有穩定、權力和保護的意思，橫躺的 8 是∞無限（infinity）的符號，代表生生不息、無限循環，也代表了因果循環，善惡終有報。

生命數字「8」代表的形象是企業家。8 號人天生有很強的直覺，能嗅出哪裡有商機、什麼具有發展潛力，他們也很願意幫助別人發展，可以看成是更高層次的「1」號人，具備有 1 號的領導與獨立特質。兩者的差異在於「1」號人多半是為了自己或是小團體，「8」號人則是著眼於大格局，例如領導一個企業或者是一個國家。

8 號人的特質是天生有看透事物的潛力，就像火山一樣，總是能看出尚未迸發的能量。他們是天生的老闆性格，有很強的商業頭腦、強勢的領導與優秀的組織能力、敢於冒險，擅長幫助他人發展自我。

8 號人的人生課題是學習對自己和他人誠實。8 號人享受權力在握、事業有成的形象，為達成這些夢想與慾望，他們會無所不用其極地用盡各種方法，催促他人、說謊、欺騙甚至使用違法的手段，天理循環、報應不爽，這些業力與因果終將會找上門，甚至影響他們的健康。如果他們可以清楚的說出自己的目標，真實地接受自己的想法與感受，就越容易成功。

8 號人的人生目標是展現自我而不是幫助他人，運用天生敏銳的洞察力與商業頭腦，發展自己本身的才華，創造出符合市場需求的產品或項目，讓自己功成名就，他們就會非常心滿意足。

想與 8 號人有效溝通，關鍵詞是「錢在哪裡」。8 號人具有領導的特質，所以決不受他人強迫，一定會立即反擊，為反對而反對。最好的方式是讓他們知道有利可圖，讓他們知道這麼做是有好處的，一旦他們看出潛力所在就會同意接受。

8 號人如果想加強健康，必須照顧內分泌與生殖系統，強化內分泌與生殖系統的健康有助於提升數字 8 的能量。多用金色物件、補充好的蛋白質，穿著名牌、金光閃閃或者隆重的正裝，也能強化 8 號直覺與潛力的能量。

8 號植物人格

8 號人適合的植物香氣是種子類，可使用種子類的香氣來提升 8 號直覺與潛力的能量，種子類的香氣包含胡蘿蔔籽、茴香、芫荽籽等。

數字 9
關鍵字：「夢想」

9 數與 0 接近，代表著靈性層次的才華與夢想，代表圖形是接近圓形，在生命數字的計算裡把 9 跟任意數相加，最終會得到原來的數字（例如 3+9=12，1+2=3）。

生命數字「9」代表的形象是人道主義／慈善家。如果說 3 號人是小夢想家，那 9 號人生來就是超級夢想家，樂於行善、全心付出、熱情十足。他們真心相信自己的夢想一定能實現，對自己的人生規劃有強烈的想法與計畫，經常讓人覺得他們活在自己的童話故事裡。

9 **號人的特質**是相信著世界大同的美好夢想，與人為善是他們信奉的信條，能純粹全心付出、不求回報，是超級服務高手，善於安撫人心，就像落入凡間的天使那樣的和藹可親。如果可以單純順從本心去幫助他人，財富自然就能滾滾而來。他們多才多藝，有豐富的創意與才華，也是很棒的表演者，有時會讓人覺得他們的想法或做法近似瘋狂。

9 **號的人生課題**是學習虛心接受務實的建議，專注於實現夢想。9 號人常在無私奉獻、幫助他人與實現自我的夢想之間失去平衡。若是長久在付出太多、回報太少的情況下，容易鬱鬱寡歡、失去健康與快樂的生活。他們經常活在自己編織的夢想幻境中，需要打破幻境、學習如何更接地氣的去實踐，讓夢想成真。

9 號人的人生目標是發揮他們人道主義的本質，幫助人們改善生活，幫助啟發他人、解除傷痛，為人間帶來歡樂與陽光。當他們為實踐夢想而努力，也能大大提升自己的身心狀況。

想與 9 號人有效溝通，關鍵詞是「沒問題」。9 號人是天生的夢想家，他們喜歡遠大的計畫，是無可救藥的樂觀主義者。當他們拍胸脯說沒問題的時候，其實問題很大！與 9 號人溝通最好的方式是跟他們一起做夢，並且想辦法擴大他們的夢想與計畫，這樣他們就會比較願意接納你的建議。

9 號人如果想加強健康，必須照顧神經系統，強化神經系統的健康有助於提升數字 9 的能量。多用白色物件、適度飲用酒精飲料或食用發酵的食物，穿著誇張或舞台元素的服裝也能強化 9 號激發夢想的能量。

9 號植物人格

9 號人適合的植物香氣是樹脂類，可使用樹脂類的香氣來提升 9 號激發夢想的能量，樹脂類的香氣包含乳香、沒藥、安息香等。

給 1～9 號的人生金句

1. 獨立：真正的領導者會致力於改善追隨者的生活。
2. 依賴：一個明快的決定好過拖泥帶水。
3. 理想：世上沒有絕對的完美，享受當下。
4. 安全：唯有敞開心去接受新事物才能成長。
5. 自由：專心致力、承擔責任，才可能實現理想。
6. 療癒：先愛自己，才有能力去愛別人。
7. 真相：接受事實的真相，面對問題、採取行動。
8. 潛力：對自己誠實，也對他人誠實。
9. 夢想：接受務實的建議，讓夢想更快實現。

命數能量對應速查表

命數	關鍵詞	代表人物	顏色	食物	穿衣風格	健康	植物香氣
1	獨立	皇帝	紅	單一食物	獨特	整體能量	木質類
2	依賴	皇后	橙	黏膩食物	協調搭配	循環系統	根部類
3	理想	小孩	黃	甜食	可愛	皮膚頭髮	花朵類
4	安全	盲人	綠	澱粉	制服	骨骼系統	果實類
5	自由	政治人物	藍	香料	自由舒適	肌肉關節	香料類
6	療癒	醫護療癒	靛	蔬果	工作服裝	免疫系統	藥草類
7	真相	科學研究	紫	油脂	複雜細節	消化系統	葉片類
8	潛力	企業家	金	肉類	奢華品味	內分泌系統	種子類
9	夢想	人道主義	白	發酵食物	舞台元素	神經系統	樹脂類

解讀你的生命數字

曾經看過一部美國品牌多芬（Dove）的廣告——Real Beauty，他們邀清 7 名女性與一名 FBI 訓練的專業人像素描師進行拍攝。首先請 7 名女性在隔簾後描述自己的長相，讓素描師依據自述畫出第一幅畫像，接下來再請陌生人描述這 7 名女性予素描師並畫出第二幅畫像。最後把兩幅畫像同時擺放出來讓參與拍攝的女性們對比，令人震撼的是兩幅畫差別很大，陌生人的描述比自述畫出的畫像更年輕、自信與美麗。

看完這個短片，讓我不禁思考我們真的完全了解自己嗎？我們以為的自己、別人眼中的自己或者我們呈現出來的自己，可能是完全不同的。其實，你比自己所想像的更加美好。

透過生命數字中的解讀黃金三角這個工具，可以讓我們用客觀的方式快速地了解這三個不同面向的自己，而當我們在生活中遇到衝突或卡關的時候，以數字能量與對應的應用去度過瓶頸與衝突。

前面幫助大家梳理在生命數字裡命數 **1**～**9** 代表的意義，每個命數的代表人物、性格特點、人生課題、人生目標，如何透過不同的方式加強個別數字的能量，如對應的健康系統、顏色、飲食類別、服裝與植物香氣能量等。

透過合適的方式（如植物香氣、顏色、食物等）隨時調整自己需要的數字能量，例如需要增加美感與創造力或吸引大眾注目（數字 **3** 的特質），可以多使用黃色的物件或花香調的香氣來強化。想要提升口才與銷售能力（數字 **5** 的特質），可以多吃香料食物或者使用香料類香氣強化數字 **5** 的能量。

想要得到更完整的生命數字資訊可以透過「數字命盤」，更加直觀地看出影響天生人格特質最多的數字有哪些，若有連成特定的連線也會有更加明顯的特質顯現，可以幫助我們在職業選擇或性格解讀上面有更多參考。比如我身邊許多自由職業的專家／老師，他們的命盤中大多有 **1-2-3** 藝術美感線與 **1-5-9** 獨創事業線，他們對於自己想要的道路會比較清晰，有很好的執行力，也很能獨立從無到有去完成計畫。

接下來，跟大家介紹這兩種解讀生命數字的方式——**黃金三角**與**數字命盤**，幫助大家可以更深入、更有系統的了解自己的生命數字，快速了解「與生俱來」的天賦與性格。當我們在生活上經歷磨練，或受到社會規範與價值觀影響時，也許會不得不調整原來的性格去適應現實的生活，那將會涉及更多複雜因素。因此，我們以先天特質的部分讓大家了解自己，並應用適合的工具（比如精油、食物、顏色等）來幫助自我療癒與提升能量，讓我們可以快樂的做自己、活出最真實的自我。

解讀黃金三角

在解讀黃金三角之前，我希望你知道……

You are more beautiful than you think.

你比你想像的更加美好。

黃金三角是最簡單、快速的解讀生命數字的方式，從生命數字的算式中，選出最具代表性的三個數字——命數、生日數、天賦數，就能依序解讀出「你想成為的樣子、你在別人眼中的樣子、實際上你的樣子」。

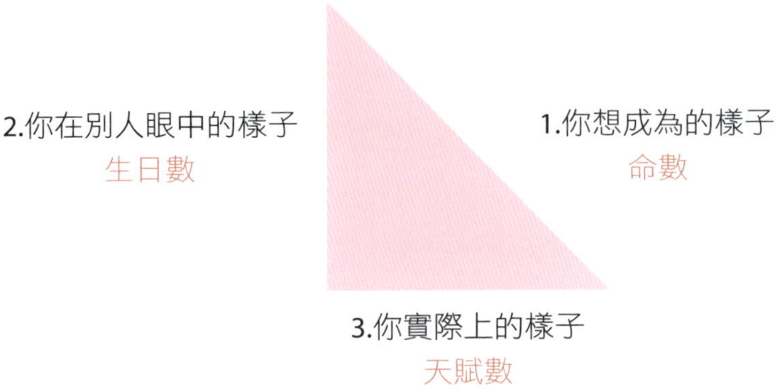

黃金三角代表的意義：

1. **命數**：代表你想成為的樣子，也是今生會想追求什麼與人生課題。

2. **生日數**：代表你在別人眼中的樣子，也就是你外顯的人格特質。

3. **天賦數**：代表你實際上的樣子，也就是面對問題時，你的解決態度與方法。天賦數通常是兩位數，十位數為原始反應，個位數為修正後的態度。

由於命數、生日數、天賦數的數字有可能會重複，在使用黃金三角解讀法時，需取用三個不重複的數字。請回到第 **16** 頁抄下你的生命數字的數字，然後在下方黃金三角，填入數字。如果數字有重複，請參考以下的取用順序。

2.你在別人眼中的樣子
生日數 ☐

1.你想成為的樣子
命數 ☐

3.你實際上的樣子
天賦數 ☐

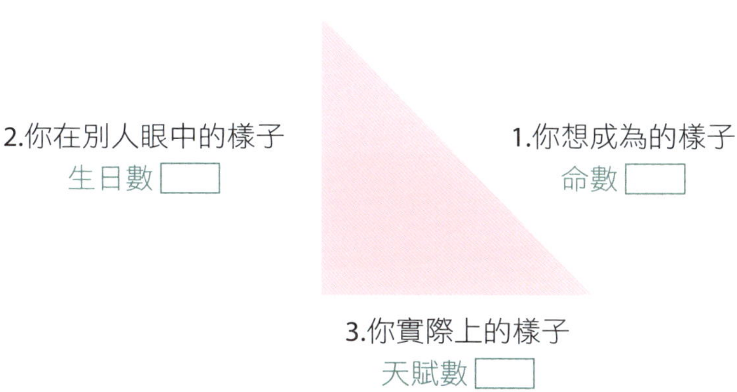

黃金三角的取用順序

1. **命數**是出生日期加總後得到的單一數字，可以直接填入。

2. **生日數**為生日那天的日期，若與命數相同則選用星座數，若這三個數都相同，則先跳過此處，先找出第三個數字，最後再以其他數字來填補。

3. **天賦數**是兩位數，優先選擇第一個數字（即十位數，如天賦數為 **21**，則選用 **2**）。如果數字與前面兩項重復，則取用星座數，如果星座數也重復，就依照「其他數字」的順序來挑選。

其他數字的選用順序

1. 如果生日日期是兩位數，可以選擇生日日期的十位數（例如：生日為 **23** 日，則選擇 **2**）。

2. 選擇天賦數的個位數，例如天賦數為 **23**，則選擇 **3**。

3. 如果生日日期是兩位數，十位數已經重復，則選擇個位數（例如：生日為 **23** 日，則選擇 **3**）。

4. 用生日的「月分」加總得到單一數字為止，例如 **11** 月，則採用 **1+1=2**。

5. 採用生日的「月分」的十位數，例如 **12** 月，則採用 **1**。

6. 採用生日的「月分」的個位數，例如 **12** 月，則採用 **2**。

7. 採用生日的「年分」的個位數，例如 **1985**，則採用 **5**。

8. 採用生日的「年分」的十位數，例如 **1985**，則採用 **8**。

9. 採用生日的「年分」的百位數，例如 **1985**，則採用 **9**。

10. 採用生日的「年分」的千位數，例如 **1985**，則採用 **1**。

解析黃金三角

我們繼續採用前面的個案 A 來練習計算黃金三角。首先，先將相關的數字計算出來。

A 的出生日期為西元 **1976** 年 **03** 月 **19** 日。

生命數字	計算公式	★結果★
天賦數	1+9+7+6+0+3+1+9=36	3、6 為天賦數
命數	3+6=9	9 為命數
生日數	1+9=10→1+0=1	1 為生日數
星座數	03 月 19 日為雙魚座	3 為星座數

個案 A 的黃金三角如下。

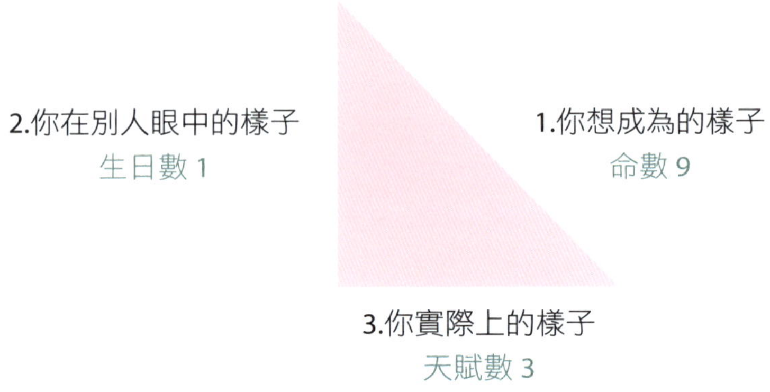

個案 A 的黃金三角中可以看出A自己是有夢想與很多想法的（數字 **9**），在別人眼中，他具有獨立與執行力（數字 **1**），實際上他是很有創造力的（數字 **3**），有想法又能去執行，比較容易實現計畫與理想。

黃金三角解析練習

接下來請練習分析你的黃金三角，思考一下你是不是如黃金三角所呈現的狀況，是否有呈現自己真正的樣子，或者你會不會正處在糾結、失衡的狀態，問題出在哪裡？後續章節我們將提供黃金三角的解決之數，可以依據需要的數字能量特質來強化所需能量，幫助你更快樂、更健康。

現在，請查詢命數、天賦數、生日數的數字分析（P.**18-35**），再填入下面黃金三角分析。

黃金三角分析（請參考命數 **1**～**9** 敘述的特質） 命數______的你、想成為的樣子是： 生日數______的你，在別人眼中的樣子是： 天賦數______的你，實際上的樣子是：

黃金三角的解決數

依據上面原則找出黃金三角的三個數字，便可檢視個人命盤的基礎概況，當你套用數字特質進行解讀後，也許會發現這三個數字之間可能會出現互相矛盾的情形。比如說黃金三角中同時出現 **1**、**2** 的人，到底是想獨立，還是想依賴？

每個人的人格特質裡本就存在多種不同面向，在命盤中出現多個數字也是如此。有些特質會相容，也必定會有衝突，透過了解數字間的解決之數可以找出如何化解衝突，特別是當生活中出現困難時，可以用**解決數**的能量來幫忙，並運用 Part **4** 的獨家處方精油來增強你的能量。

黃金三角	解決數	黃金三角	解決數	黃金三角	解決數
1-2-3	5	2-3-4	6	3-5-8	5
1-2-4	4	2-3-5	5	3-5-9	5
1-2-5	5	2-3-6	6	3-6-7	9
1-2-6	4	2-3-7	5	3-6-8	6
1-2-7	5	2-3-8	5	3-6-9	6
1-2-8	5	2-3-9	5	3-7-8	5
1-2-9	5	2-4-5	2	3-7-9	5

1-3-4	1	2-4-6	2	3-8-9	5
1-3-5	5	2-4-7	4	4-5-6	2
1-3-6	3	2-4-8	2	4-5-7	7
1-3-7	5	2-4-9	6	4-5-8	8
1-3-8	5	2-5-6	2	4-5-9	7
1-3-9	5	2-5-7	5	4-6-7	4
1-4-5	1	2-5-8	5	4-6-8	6
1-4-6	4	2-5-9	5	4-6-9	6
1-4-7	4	2-6-7	4	4-7-8	4
1-4-8	4	2-6-8	6	4-7-9	7
1-4-9	7	2-6-9	6	4-8-9	6
1-5-6	3	2-7-8	5	5-6-7	9
1-5-7	5	2-7-9	5	5-6-8	8
1-5-8	5	2-8-9	5	5-6-9	9
1-5-9	5	3-4-5	1	5-7-8	5
1-6-7	4	3-4-6	6	5-7-9	5
1-6-8	4	3-4-7	1	5-8-9	5
1-6-9	3	3-4-8	6	6-7-8	4
1-7-8	4	3-4-9	6	6-7-9	9
1-7-9	5	3-5-6	3	6-8-9	6
1-8-9	5	3-5-7	5	7-8-9	5

黃金三角解讀案例

我以曾參加過「植物香氣密碼課程」學員的黃金三角作範例，請參考學員的自我解讀及我的解析與建議，比較一下差異，作為解析練習參考。

先提醒大家自我解讀的三項要點：

1. 命數是所有數字中影響力最大的，是你這一生的天職，也是今生想要追求的事物，以及必須學習的人生課題。
2. 第二個有影響力的數字是生日數，是外顯的性格，也是別人眼中的你，如果與真正的自己不同，就可能被人誤解，發生矛盾與衝突。
3. 第三個具有影響力的數字（通常）是天賦數，反映了面對問題與解決問題的態度與方式，也揭示容易培養與發展的才能及潛力。通常是兩個以上的數字組成，十位數顯示的是面對問題所採取的原始反映，個位數則展現隨後採取的態度。

個案 01
出生日期：1981 年 12 月 28 日
天賦數 3、2，命數 5，生日數 1，星座數 1

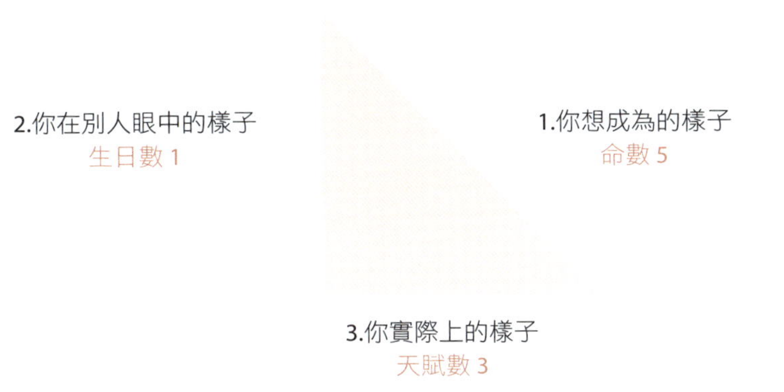

同學的自我解讀

命數 5（參考第 26～27 頁）

數字 **5** 代表自由，我的人生課題，是在確立目標後，需要有更多的勇氣去開啟第一步，也需要學習專注。因為對新事物的好奇，容易開啟很多項目，但遇到瓶頸就很想逃避，然後不了了之。要篩選出自己做想做的，鼓起勇氣執行後，專注走好每一步，遇到困難的時候，再注入勇氣，去做修補、解決及跨越困難。

生日數 1（參考第 18～19 頁）

數字 **1** 代表獨立，我大部分時候獨自處理事情，不依賴別人，只按自己意願生活，不太接受別人的意見，會與家人產生矛盾。

天賦數 3（參考第 22～23 頁）

數字 **3** 代表理想，我在一開始面對問題與解決問題的時候，是很清楚自己的立場和想要的結果；數字 **2** 代表依賴，但後來卻在很多情況下，會以對方的意見為主。以前完全不會提出自己的想法，但現在會試著提出平衡雙方的做法。

解決之數 5

黃金三角數 **1-3-5** 的解決之數是 **5**，我在遇到問題、矛盾和衝突的情況下，需要彈性去處理，在不破壞自己自由的前提下，放鬆地去面對問題。

老師解析與建議

從黃金三角的分析中，個案內心渴望活成「5」號的樣子，「5」號人嚮往自由、熱愛生活，對於生活中許多新鮮有趣的事物都會有興趣嘗試與學習，也喜歡與朋友分享生活裡各種有趣的事物，很受朋友喜愛。有時會因為興趣廣泛而導致心力不足，或有虎頭蛇尾或者嚐鮮過後就不再繼續。

在別人的眼中，卻是個性強悍、執行力比較強的「1」號人。「1」號特質總是自立自強，不依賴他人，能夠獨立完成自己想要做的事情，會有自己的想法，也很能有計畫地去執行。因此有時會讓人感覺個性比較急、顯得有些固執，一旦訂定目標後就全力以赴，不管他人提出的建議與意見，有時因為懶得跟別人溝通協調，習慣自己做比較快，讓人感覺特立獨行。

實際展現出來的「3」號特質，讓人感覺是有創意與理想的生活美學家，對於美與生活有自己的獨特審美與追求，在執行工作或做事時，會依照自己的喜好來選擇與進行，有時也會讓人感覺有些任性與天真。

綜合起來，有這樣特質的人其實是相當具有生活儀式感的，願意嘗試新鮮事物，也會設定目標努力執行，只是想要的太多，可能會過於耗費心力。若是在生活中遇到失衡的時刻，可以運用解決數 5，也是回歸到自己命數的「5」號特質，熱情地活在當下，享受生活中各種的美好。經常使用香料類的香氣，比如肉桂、丁香、肉豆蔻等，可以激發對生命與生活的熱情，勇於去追求實現內在的真我，活出精彩的時刻。建議可以將香料類精油稀釋後塗抹在腸胃及下腹部，可以幫助建立自信並有助於促進第二與第三脈輪的能量流動。

個案 02
出生日期：1988 年 04 月 04 日
天賦數 3、4，命數 7，生日數 4，星座數 1

1.你想成為的樣子
命數 7

2 你在別人眼中的樣子
生日數 4

3.你實際上的樣子
天賦數 3

同學的自我解讀

命數 7（參考第 30～31 頁）

數字 7 代表真相，我內心想成為的樣子，遇到喜歡的事物或者興趣所在會想研究鑽研，了解一切喜歡學習，興趣廣泛、著重細節，但往往只停留在頭腦分析層面，真正沉浸式深入研究的卻很少，缺乏行動力。

生日數 4（參考第 24～25 頁）

數字 4 代表安全，我在別人眼中個性非常沉穩冷靜，做事認真負責，別人交代的任務會認真完成，遵守規矩，不敢越界，是外人眼中非常靠譜的夥伴、朋友與工作下屬。但比較缺乏安全感，尤其是金錢上。不夠靈活變動，面對改變時、對未來充滿未知數而產生恐懼迷茫時，不敢前進。

天賦數 3（參考第 22～23 頁）

數字 **3** 代表理想，我實際展現的樣子，有些時候會比較特立獨行，像小孩一樣天真和理想化，喜歡聽小眾的音樂、看演出，在朋友群體中也會表現出有趣好玩的一面，喜歡購買可愛精緻的小物品來體現自己的獨特性，比較在意自我。

解決之數 1

黃金三角數 **3-4-7** 的解決之數是 **1**，我能夠透過更多的行動力，想做就做，減少頭腦中不斷因缺乏安全感而產生的恐懼；可以多用木質類精油去增強堅定的力量，清晰目標勇敢追求。

老師解析與建議

個案內心希望自己呈現命數「7」的特質，透過自己親力親為、了解透徹後才願意展開行動，在別人眼中亦是需要一再測試、追求安全、固執不求變化的「4」號特質。在執行工作的時候，會需要更多的前置準備時間，力求做到盡善盡美、最有效率並且不會出錯，總是希望展現最好的一面，得到大家的讚同與稱讚。不過，也很容易在過程中覺得過於耗時、耗神而造成情緒的失落，變得想要放棄或是虎頭蛇尾敷衍的情況。

當在工作或生活中有衝突的情況發生時，可以使用解決之數「1」號特質來進行調整。數字「1」號具有獨立、領導與執行的特質，強化此特質，能加速個案執行的效率，畢竟有 100 個夢想在腦袋，不如有 1 個落地的項目在執行，否則夢想只是夢想，終究沒有真正實現的一天。不妨試著用比較輕鬆的方式來生活與學習，接受生活就是不斷的在錯誤中學習成長，沒有最好只有更好。

使用提升「1」號特質的各種對應方式來加強能量，比如說多使用紅色的衣物或飾品、多喝水或牛奶等單一食物，透過多運動或生活作息調整提升整體活力與能量，使用以木質類為主的香氣處方來加強勇敢執行的能量，比如雪松、黑雲杉、冷杉、松等。

木質調的香氣具有很好的聚氣效果，可以幫助氣往下行，也能幫助個案將過多停滯在腦袋的能量帶往丹田及下半身，能更好的促進睡眠品質、提升全體的活力與能量，也能更有效啟動第一脈輪「接地氣與落地執行」的能量。建議可以用於香氣冥想、嗅聞、泡腳或稀釋後塗抹下半身。

個案 03
出生日期：1986 年 08 月 21 日
天賦數 3、5，命數 8，生日數 3，星座數 5

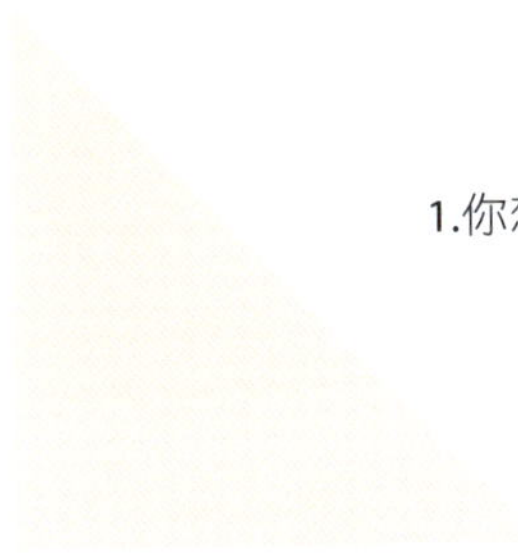

2.你在別人眼中的樣子
生日數 3

1.你想成為的樣子
命數 8

3.你實際上的樣子
天賦數 5

同學的自我解讀

命數 8（參考第 32～33 頁）

數字 **8** 代表潛力，我的潛在能力是發掘金錢，對錢景的嗅覺比較靈敏。明顯我是與生俱來對錢很有覺察感，一點蛛絲馬跡就能帶出後續的專案往前推進，回想其實這該歸功於上班時培養出來的專案嗅覺，但做這件事讓我很有活力很投入。在黃金三角裡，追逐金錢這個是我想成為的樣子，是我的天賦與才華，但相對的，我也一直很喜歡花錢，所以「如何良性地花錢、良性地賺錢」也成為我的人生課題，蠻符合的。

生日數 3（參考第 22～23 頁）

數字 3 代表理想，我是有理想有方向的藝術家，對創意、溝通和理想有天賦。我畢業於平面藝術設計，從事的職業都是跟美感有關的，對視覺要求很高，也喜歡溝通和跳躍的思維。對於「美」的追求很有自己的要求和堅持，但回頭看有時候的確太執著於理想而不顧一切，總有一顆叛逆、不同尋常、追求自我的心。

在黃金三角裡面，別人眼中的我，的確會認為我是很追求自己要的東西，我不會讓步也不將就，認定了就不變的人，這樣或許會讓別人擔心跟我持不一樣的態度時，會被打壓而無法發揮。

天賦數 5（因天賦數的十位數字 3 與生日數重複，故取用個位數 5，參考第 26～27 頁）

數字 5 代表自由，我是能言善辯，很靈活，但不喜歡被管教和束縛，非常追求自由的號碼。我是很喜歡跟別人溝通的，口才從小就好，性格非常好動，不喜歡被管和被安排，小時候能做主後，就不喜歡聽話或受人指揮。我喜歡的東西很多，很容易會分心，專注力也很容易被帶走。

在黃金三角裡面，代表的是實際展示的樣子，的確很多時候我經常即興就隨心安排一件事，也同時做很多事情，我覺得能自己掌控自己實在太幸福了。我很喜歡跟我的客戶溝通，他們也很喜歡我的鬼扯（除了聊業務我們也變成了很好的朋友）就對了，我覺得超棒的。我很抗拒「堅持」和「承諾」，堅持對我來說太大壓力了，承諾對我來說就是一定要持續地有結果，感覺一點都不能變，太框架會讓我受不了。

解決之數 5

黃金三角數 **3-5-8** 的解決之數是 **5**，我的理解是，要學會挑戰 **5** 號的功課，學會專心、專注某件事或愛好，就算是堅持下去也沒有壓力的那種。我覺得可能畫畫和追求美麗的東西是我這輩子不會放下的，不需要太執著，所謂的人生追求，就儘管活在當下去做愛做的事情，就對了！

老師解析與建議

個案的命數是「8」號，代表與生俱來的天賦長才，也是內心最深層渴望成為的自己。8 號具有非常強的潛力，如同種子一般，蘊含非常強大的力量，對於物質生活的享受、事業的成就或是個人的靈性成長，都有非常強大的渴望與達成的能力，在世俗裡就是那種功成名就、令人稱羨的成功人士。

實際展現出來的「3」號特質是創造與理想數，他們的腦中建構著屬於自己的世界，經常活在自己的理想中。他們有夢想、有創意，當事情順心順意，他們快樂的時候就像純真的孩子，反之，如果事情發展不順意，就會暴跳如雷，像是被寵溺的孩子。與之相處，觀察當下的情緒起伏很重要。對於他們來說，最重要的是自己能得到大家的關注和認同，在一般情況下，很容易因為別人的甜言蜜語而過於樂觀評估或信任他人，甚至因被欺騙而受傷害。

不管是與生俱來的潛力「8」號或者實際展現出來的理想「3」號，這樣的組合很容易成為人生的優勝組。在別人眼中，是很會享受生活、熱愛生命，喜歡體驗多采多姿的「5」號特質。在人前總是展現最好的那面，在群體中很受大家喜愛，熱情、活潑是大家眼中的開心果，多才多藝，好像他們什麼都會、什麼都有興趣。但是也很讓人捉摸不定，今天說這樣、明天又要改那樣，其實在他們心中，一直都沒變過，他們有自己的理想，只是那樣的選項很多，實現的順序（或是有興趣的事物）可能每段時間不一樣罷了。

如上所說，當事情順心如意，他們的情緒是正向、愉悅的時候，事情發展會非常順利，完全沒有問題。但是當他們在生活中遇到瓶頸或衝突的時候，可以應用解決之數「5」號特質來幫忙，可以多穿藍色的衣物、多吃香料料理（比如咖哩或中東料理）、穿著舒服的運動裝、進行強化肌肉關節的運動（比如瑜伽、跑步）。在植物香氣的部分，可以多多使用香料類的香氣，比如肉桂、丁香、肉豆蔻等，可以幫助強化、重新取得對生命的熱情與動能，可以混合後調成香水隨身使用，或是稀釋後塗抹在腸胃及下腹部的部位。別忘了，生命如此美好，暫時的挫折只是為了幫助我們打怪升級，成為更棒的自己！

算出你的數字命盤

黃金三角能快速找出人格特質裡的重點，若是想要更加詳細地了解其他特質，就可以繪製更詳細的「數字命盤」來參考，幫助我們看到更多訊息，更了解全面的自己。

依據下表指引來繪製你的數字命盤，首先填寫西元出生年月日等資訊，接著計算出此 **8** 個數字的相加總和的天賦數與命數，並按表查詢得出星座數。

你的數字命盤

姓名 ______			西元出生年 ______	月 ___	日 ___	天賦數 ____	命數 ______
1	4	7	缺數				生日數 ______
2	5	8	圈數				星座數 ______
3	6	9	連線				

接下來，把出生年月日、天賦數、命數、生日數（生日那天日期的總和）與星座數都在命盤上寫出來，數字每出現一次就在左側數字命盤中圈一次，即可得到你的數字命盤。最後統計出你的缺數及連線等資訊，就可以開始進行更深入的解讀。

你可以參考第**62**頁的範例來填寫。

星座數對應表

牡羊座 3/21-4/20 星座數 1	巨蟹座 6/22-7/22 星座數 4	天秤座 9/24-10/23 星座數 7	摩羯座 12/23-1/20 星座數 10
金牛座 4/21-5/21 星座數 2	獅子座 7/23-8/21 星座數 5	天蠍座 10/24-11/22 星座數 8	水瓶座 1/21-2/19 星座數 11
雙子座 5/22-6/21 星座數 3	處女座 8/22-9/23 星座數 6	射手座 11/23-12/22 星座數 9	雙魚座 2/20-3/20 星座數 12

※摩羯座數字 **10**，總和 **1**，命盤要圈兩次 **1**。

水瓶座數字 **11**，總和 **2**，命盤要圈兩次 **1** 和一次 **2**。

雙魚座數字 **12**，總和 **3**，命盤要圈 **1**、**2** 和 **3**。

數字命盤填寫範例

假設 A 的出生日期為 **1976** 年 **03** 月 **19** 日

1+9+7+6+0+3+1+9=36（**3**、**6** 為天賦數）

3+6=9（**9** 為命數）

1+9=10→1+0=1（**1** 為生日數）

03 月 **19** 日為雙魚座（**3** 為星座數）

接下來，把出生年月日出現過的數字，以及天賦數、命數、生日數與星座數出現的數字，在左側數字命盤中圈起來，每出現一次就圈一次，就可以得到你完整的生命數字。

姓名			西元出生年	月	日	天賦數	命數
A			1976	3	19	3和6	9
①	4	⑦	缺數	❹	❺	❽	生日數
							1
②	5	8	圈數	❶×4	❷×1	❸×3	
				❻×2	❼×1	❾×3	星座數
③	⑥	⑨					
			連線	1-2-3	3-6-9		3

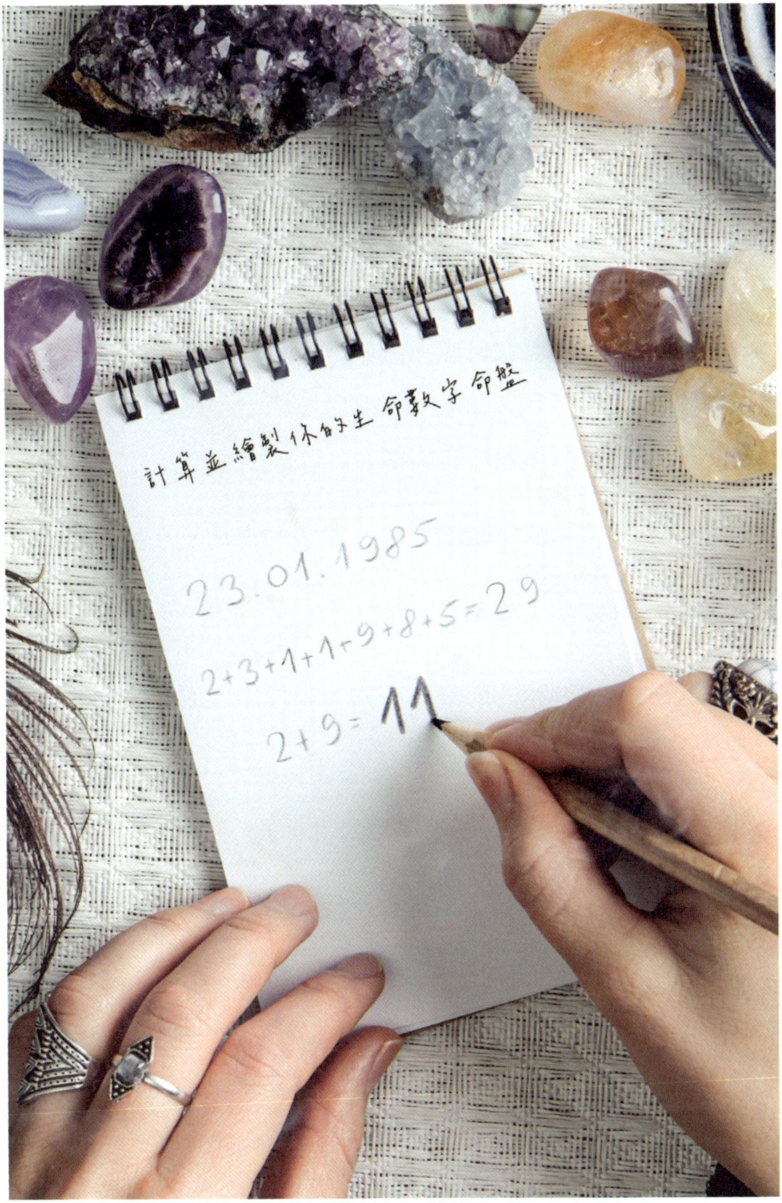
計算並繪製你的生命數字命盤
23.01.1985
2+3+1+1+9+8+5=29
2+9=11

解讀數字命盤

完整的數字命盤繪製出來以後，可以更全面的透露溝通方法、情感模式、矛盾與衝突等各種訊息，幫助我們發掘長久以來被埋沒的專長及潛在天賦。讓我們思考：如何做自己。數字命盤的解釋，影響個人最重要的數字還是「命數」，依照所有數字的重要性排列出順序是這樣：

1. **命數**：與生俱來的天賦與才華，追求的事物及人生課題。

2. **生日數**：外顯的人格特質。

3. **天賦數**：解決問題的態度與方式，十位數為原始反應，個位數為修正後的態度。

4. **星座數**：尤其當星座數又與命數相同時。

5. **出現次數較多的數字**：尤其當此數又與命數相同時。

6. **連線**：連線只有少數幾條時，就會顯現影響力。

7. **缺數**：命盤中沒有被圈選的數字，代表先天比較沒有這個特質。如果你需要強化缺數的特質時，可以透過植物香氣或者是其他元素（顏色、食物、健康手段）來幫助你，你也可以參考第 Part **4**．芳香魔藥調配的配方。比如說我自己有缺數「**4**」，缺乏對於物質穩定的安全感與追求、財富累積比較沒有天賦，如果我需要強化這方面的特質可以透過跟「**4**」有關的各種元素來協助。

這一章節內容主要是在解釋「**5**.出現次數較多的數字」和「**6**.連線」的特質，所以當命盤繪製出來有特定連線的時候，就會有特定的特質出現。而關於「命數、生日數、天賦數、星座數」對應的單獨數字，你可以翻至前文，看每個數字的介紹。

數字 **1**：參考第 **18-19** 頁說明。

數字 **2**：參考第 **20-21** 頁說明。

數字 **3**：參考第 **22-23** 頁說明。

數字 **4**：參考第 **24-25** 頁說明。

數字 **5**：參考第 **26-27** 頁說明。

數字 **6**：參考第 **28-29** 頁說明。

數字 **7**：參考第 **30-31** 頁說明。

數字 **8**：參考第 **32-33** 頁說明。

數字 **9**：參考第 **34-35** 頁說明。

出現次數較多的數字

「出現次數較多的數字」只能說是這個特質相對比較明顯，比如說 **1** 很多的人，個性就會比較急，一旦有設定好的目標就會希望不顧一切往前衝去，但是如果命數不同而 **1** 很多的人，會展現很不一樣的樣貌。**1** 號人 **1** 很多，那真的就不顧一切往前衝了，而 **2** 號人 **1** 很多，就會糾結該不該實際行動。

以下針對命數 **1～9** 號的人，分析出現數字多次的情況。

數字命盤中某個數字出現較多時，表示這個數字在天賦性格的影響較為明顯，將這些特質概述如下：

數字 1 越多，表示對於「成功」的渴求越加強烈，急於完成人生中所設定的目標。

命數 **1** 的人，不顧一切往前衝，追求個人成就和領導地位。
命數 **2** 的人，糾結於是否應該果斷行動，內心衝突大。
命數 **3** 的人，以優雅和創意的方式達成目標，喜歡表現自己。
命數 **4** 的人，因為要找尋安全的方式而拖慢速度，穩扎穩打。
命數 **5** 的人，目標容易變來變去，追求自由和變化。
命數 **6** 的人，希望目標同時能夠幫助他人，注重人際關係。
命數 **7** 的人，仔細研究要找到最有效率的方式而拖慢速度。
命數 **8** 的人，擅長管理，能找到志同道合的人組織作戰。
命數 **9** 的人，有助於夢想很多的 **9** 號人築夢踏實。

數字 2 越多，表示溝通協調與察言觀色的能力較突出，追求平衡與和諧，容易糾結。

命數 **1** 的人，急於有成，內在衝突大。

命數 **2** 的人，追求和諧，遲遲無法做出決定。

命數 **3** 的人，在組織中受到重視就會有好心情。

命數 **4** 的人，糾結再糾結，需要找到萬無一失的方式。

命數 **5** 的人，想法多變，口才多辯，靈活應對。

命數 **6** 的人，要求自己要照顧到大家的需要，注重關係。

命數 **7** 的人，仔細研究運作細節，追求內心平靜。

命數 **8** 的人，借調資源、活絡關係的高手，重視實際利益。

命數 **9** 的人，運作資源進行慈善工作，關注社會公益。

數字3越多，表示具有創意與才華，並堅持往理想前進。

命數 **1** 的人，具有與眾不同的獨特才華，追求創新。

命數 **2** 的人，善於利用組織與資源成就理想，注重合作。

命數 **3** 的人，活在自己的世界，做自己喜歡的事最開心的。

命數 **4** 的人，為了成功而嚴格按計畫執行，重視安全與穩定。

命數 **5** 的人，透過溝通與宣傳向眾人傳達理想，靈活多變。

命數 **6** 的人，透過療癒或者服務來完成理想，關心他人感受。

命數 **7** 的人，透過精密計算或專業設計理想，追求專業知識。

命數 **8** 的人，透過極致的物質生活享受來凸顯自己，重視成就與名聲。

命數 **9** 的人，沈浸在與人為善的慈善事業是終生志向，追求大愛與世界和平。

數字 4 越多，表示具忠誠與穩定性，安全是處事的第一要務。

命數 **1** 的人，固執的一意孤行，不容易做出改變。

命數 **2** 的人，喜歡在熟識的人際圈中交際，尋求和諧穩定。

命數 **3** 的人，好惡分明，第一印象很重要，重視創意穩定發揮。

命數 **4** 的人，喜歡照表操課，抗拒突如其來的變化。

命數 **5** 的人，想要嘗試變化又害怕變化的糾結，矛盾中前行。

命數 **6** 的人，追求穩定的付出與同等回報，關心家庭穩定。

命數 **7** 的人，一再確認細節無誤才能開始付諸行動。

命數 **8** 的人，追求賺錢帶來物質生活上的滿足與財富穩定。

命數 **9** 的人，追求宗教信仰帶來的穩定、安詳與精神的安全感。

數字 5 越多，表示享受生活中的各種樂趣與自由，喜歡探索和冒險，容易厭倦單調。

命數 **1** 的人，具有挑戰與嚐鮮的勇氣，不斷尋求刺激。

命數 **2** 的人，容易受到他人影響，目標不斷變化。

命數 **3** 的人，樂於分享，喜歡表現自我，創意無窮，易於分心。

命數 **4** 的人，在嘗試變化與穩固安全之間糾結。

命數 **5** 的人，人生是一場場的華麗冒險，體驗各種新奇，追求自由，目標多變。

命數 **6** 的人，透過服務活動體驗人生，喜歡多樣的社交活動。

命數 **7** 的人，研究不同領域與專業，追求心靈自由。

命數 **8** 的人，善於利用變化與機遇，掌握先機賺取財富。

命數 **9** 的人，具有多種高尚的理想與夢想。

數字 6 越多，表示具關愛與服務特質，重視家庭與人際關係。

命數 **1** 的人，努力達成目標的同時也會關照身邊的人。

命數 **2** 的人，經常糾結於優先考慮他人的感受。

命數 **3** 的人，用創意與藝術來表達關愛。

命數 **4** 的人，追求穩定的家庭與人際關係。

命數 **5** 的人，熱愛社交與廣結善緣。

命數 **6** 的人，享受「被需要」的需要。

命數 **7** 的人，通過知識與智慧來幫助他人。

命數 **8** 的人，通過資源與實際行動照顧他人。

命數 **9** 的人，追求慈善與公益事業以幫助更多人。

數字 7 越多，表示樂於追求知識與真理，重視身心靈成長。

命數 **1** 的人，透過不斷的學習成長達成個人成就。

命數 **2** 的人，仔細推敲各種可能性，不容易做出決定。

命數 **3** 的人，用創意的方式來分享專業知識。

命數 **4** 的人，透過搜集與分析資料來確立安全感。

命數 **5** 的人，盡其所能探索各種達到心靈成長與自由的方式。

命數 **6** 的人，通過知識與專業分享幫助他人。

命數 **7** 的人，想要找出最有效率的方式卻因而拖慢速度。

命數 **8** 的人，運用智慧在實際的管理和決策中。

命數 **9** 的人，以深刻的洞察力，追求高尚的理想和目標。

數字 8 越多，表示重視權力、金錢和物質成就，具有領導力和管理能力。

命數 **1** 的人，努力在事業上取得成就，展現領導才能。

命數 **2** 的人，善於在團隊中協調資源，實現目標。

命數 **3** 的人，通過創意和表達來達成事業上的成功。

命數 **4** 的人，穩定中逐步實現財富和權力的積累。

命數 **5** 的人，以靈活應變的方式，尋找事業和財富的機會。

命數 **6** 的人，將資源和財富用於照顧和幫助他人。

命數 **7** 的人，通過智慧和知識，進行有效的管理和決策。

命數 **8** 的人，找到志同道合的人，以組織作戰方式實現目標。

命數 **9** 的人，將財富和權力用於慈善公益，實現高尚目標。

數字 9 越多，表示博愛、理想主義，關心人類福祉，具有強烈的社會責任感。

命數 **1** 的人，追求個人成就的同時，致力於實現高尚的理想。

命數 **2** 的人，通過協調和溝通，促進社會的和諧與進步。

命數 **3** 的人，用創意和藝術來表達博愛、慈善和理想的實現。

命數 **4** 的人，穩定中實現長期的公益和慈善目標。

命數 **5** 的人，以靈活應變的方式，尋找高尚理想的實現。

命數 **6** 的人，關懷與服務是生活的日常與工作。

命數 **7** 的人，通過智慧和知識，推動社會福祉的發展。

命數 **8** 的人，將財富和資源用於實現高尚的理想和目標。

命數 **9** 的人，沈浸在自己的夢想世界中，築夢踏實才是真實的人生。

連線分析

請參考命盤每個數字的特質綜合分析。如果命盤恰好有 **3** 個能連成一條線的數字，**3** 個數字的連線則會顯現出較明顯的特質與天賦才能。有特定連線就會出現特定的特質。

如果你完全沒有連線，在這樣的情況下，我會建議著重在「命數」，以及「出現次數較多的數字」來重點分析。

連線 1-2-3 藝術／獨立線

①	4	7
②	5	8
③	6	9

- 原始能量（**1**）經過調和與琢磨（**2**）創造了完美理想（**3**）
- 對事情很有主見，對人生有清楚期望。
- 富有藝術氣息及創作天分，尤其是雙手有關的才藝。
- 非常獨立，可以自己完成一切事情，不需他人協助，所以拙於拿捏人際關係。
- 由於不依賴別人加上理想主義思考模式，因此具有強大的領導能力。

1-2-3 連線也叫**藝術美感線**，擁有這條線的人常常會覺得自己並沒有藝術天分，為什麼會有這個天賦出現在命盤裡？其實這裡的「藝術」我會解讀為具有特殊的審美觀，能夠去欣賞事物的美好與獨特性，並不一定都是能親自動手創作的畫家或者設計師。

擁有這條連線的人，適合從事與美學、藝術或是創意相關的工作，因為他們通常獨具慧眼，具有較強的領導與執行力，也能透過協調資源去實現自我的創意與美學概念。

連線 2-5-8 感情／表達線

1	4	7
②	⑤	⑧
3	6	9

- 感情（**2**）經過凝聚和闡釋後（**5**）產生感動他人的力量（**8**）
- 能以動人的言語或文字描述事情或表達，但有時心直口快、禍從口出，因此也被稱為大嘴巴線或是碎嘴線。
- 對於溝通有獨特的認知和自信，愛說話、文筆也不錯。
- 認為不論後果如何，坦白說出自己的真實感受總是比較好。

2-5-8 也叫**溝通表達線**，我常開玩笑擁有這條連線的人是三姑六婆型的萬事通，總是能夠敏銳的察覺的團體裡的風向指標與小道消息。他們就像鄉里間的里長伯，對於鄉里之間各家的動態掌握非常清楚，溝通與傳播是他們的強項，他們能透過豐富的同理心與情感表達，讓人覺得是很可靠且善解人意的好鄰人。

擁有這條連線的人適合從事與人溝通的工作，比如心理諮詢、身心療癒工作者或者專業講師，他們能夠很從容地表達自己內心的情感，他們也適合從事表演或者演藝工作，因為他們能夠帶動他人的情感，創造共情的氛圍。

連線 3-6-9 創意／想像線

1	4	7
2	5	8
3	6	9

- 理想主義的思考及創造力（**3**）經過處理與個人化的調整後（**6**）就能提供服務（**9**）
- 擁有此連線的人能創造新事物，把事物具象化、概念化、美感化、藝術化。

・這條連線也被稱做作夢線，學習能力強，並花許多時間思考。但執行力弱，喜歡活在理想國度中，較不願面對真實的世界。因為無法接受別人批評與傷害他們理想的烏托邦，又稱任性小孩線。

・擁有這條線的人是開放而能接受新觀念的人，但萬一要他們改變理念，他們卻又是最固執的人。

3-6-9 連線也叫**聰明智慧線**，這條連線包含了小夢想數（**3**）與大夢想數（**9**），有這條連線的人對於許多新鮮事物都會展現濃厚興趣，只要是新奇好玩的東西都有興趣研究，也很容易上手。這些興趣有時候看似毫無相關、跨距很大，讓人很羨慕他們的生活如此多彩有趣。

擁有這條連線的人，適合從事專業顧問、發明家或者行銷工作，他們擁有無盡的想像力，總是保持開放的心態，像海綿一樣去吸收各種新知。有時候因為興趣太多樣或自覺有小聰明，會比較難定下心去努力執行與實現計畫，屬於那種動嘴比動手多的夢想家。

連線 1-4-7 安全／錢財線

①	④	⑦
2	5	8
3	6	9

- 原始能量（**1**）穩定之後，經過整理（**4**）就不會輕易動搖，除非有具體的事實證明（**7**）。

- 會專注追求生活裡的穩定感和金錢上的安全感。有的人會走極端，把金錢當成人生最重要的目標，又叫拜金線。

- 極度渴望藉由財富獲得安全感，因此精力充沛、勇氣無限，敢於衝鋒陷陣、開拓新事物。

- 此連線也極為務實且喜歡穩定規律，不喜變化。

1-4-7 連線也叫**安全理財線**，擁有這條連線的人，物質生活的滿足與安全感對他們來說至關重要，人生努力的目標就是要有房、有車、有存款，有穩定的工作與家庭關係。因為追求安全感的前提之下，會讓人覺得很固化，喜歡照表操課，不喜歡突如其來的變化。

擁有這條線的人適合從事朝九晚五的穩定工作，他們通常對財務或數字也比較敏銳，會有耐心去做很多研究、比較，總是能買到性價比超高的東西，對於一切可以創造財富的機會都會努力把握。

連線 1-5-9 事業／自由線

①	4	7
2	⑤	8
3	6	⑨

- 原始能量（**1**）經過凝聚和闡釋後（**5**），能夠提供服務（**9**）。
- 有這條連線的人會有強烈企圖心，想擁有自己的獨立事業，或自創一套謀生之道。
- 熱衷埋首於工作之中，以獲取自己想要的成就感。所以不工作會不快樂，甚至有罪惡感。
- 希望能全然掌控人生中的大小事，屬於標準的工作狂。

1-5-9 連線也叫**獨創事業線**，擁有這條連線的人，具有獨立作戰的才華，他們總是能綻放獨特的光芒，實在讓人很難忽略，比較不適合在組織群體中工作。他們有想法（**9**）也有執行力（**1**），能透過優秀的口才（**5**）去宣傳、說服跟隨者完成夢想計畫。

擁有這條連線的人，適合當手作職人、自創事業或者擔任專業經理，他們不善於領導組織，但是卻能很好的獨立完成專業或工作。我認識很多自由工作者都有這個連線，他們不喜歡被限制，喜歡一切按照自己的想法跟感覺，對於他們來說自我成就感與愉悅的心情比賺到錢更重要。

連線 4-5-6 秩序／治療線

1	(4)	7
2	(5)	8
3	(6)	9

- 安全穩定的力量（**4**）在經過凝聚和闡釋之後（**5**），可以提供解決辦法和治療效果（**6**）。

- 渴望知道事物的運作方式與原理，他們善於修理東西，解決問題。

- 賦予人組織能力，確保品質和乾淨。

- 有時這類人實在太愛乾淨，也被戲稱菲傭線或潔癖線。

4-5-6 也叫**組織管理線**，擁有這條連線的人具有很好的組織規劃能力，他們能夠在混亂中找出規律，把事情從一團亂麻中理順，並且優化工作流程，讓工作越來越順利。

擁有這條連線的人很適合擔任企業的管理階層、專業經理人及公職人員，他們善於找出問題、提供解決之道，確保團體（組織）能朝同一個目標邁進。

連線 3-5-7 人緣／表達線

1	4	(7)
2	(5)	8
(3)	6	9

- 理想（**3**）在經過凝聚和闡釋後（**5**），找到真相（**7**）。
- 擁有這條連線的人可洞悉內心，並將別人內心真正想要的東西，用令人容易接受的方式呈現出來。
- 善於溝通，討人喜歡，又稱為發言人線。
- 此連線有好奇心很重，大小事都想知道，喜歡探聽，也被戲稱八卦線。但對自己的祕密卻始終保持低調神祕。
- 需要有自己的空間和獨處的時間。

3-5-7 又稱為**外交公關線**，有這條連線的人具有敏銳的觀察力，能夠洞察人心，有時候甚至會透過操控手段來達成目標。因為他們總是表現大方得體，注重自己的形象，常能獲得大家的信任跟喜愛。有時候身邊的人被利用而不自知，可能被賣了還幫忙數鈔票。

擁有這條連線的人，具有威力強大的天賦，是成功銷售的利器，可以施展於政界、傳播媒體等能接觸到廣大群眾的相關行業。

連線 7-8-9 權力／靈性線

1	4	(7)
2	5	(8)
3	6	(9)

- 事實真相（**7**）經過整理包裝和市場行銷（**8**）之後，就能夠提供服務（**9**）。
- 擁有這條連線的人，喜歡具有強大力量的事物。例如可以讓人登上權力位置的行業。
- 有權有勢的人，也會被擁有這條連線的人吸引，提供其所需的協助，因此也稱貴人線。因常有貴人相助，所以懶得自己動手，又稱懶人線。
- 擁有此線會特別尊敬宗教和形而上的哲學思維，常會受到靈性事物的感召。

7-8-9 連線又稱為**權力貴人線**，擁有這條連線的人常能得到貴人幫助與長輩的喜愛，總是在他們需要人脈或資源的時候，就會出現相對應的助力。讓人覺得很幸運也很羨慕。他們經常會對慈善或者是神祕學相關的事物顯現出高度興趣，或許這也是為什麼他們總是比一般人好運氣的關係。

擁有這條連線的人，總是能吸引好運與貴人，適合從事慈善與宗教相關的工作，在享受好運的同時，也要相信施比受更有福，如果能經常幫助需要幫助的人，也會讓自己的好運更加源源不絕。

關於連線分析的補充說明

要特別說明的是，在分析命盤時並不是連線越多就越好，沒有連線就不好。連線所顯現的是個人具有比較明顯的特定特質，比如上述的案例 A 具有 **1-2-3** 藝術美感線，如果是從事藝術創作或者是美學相關的工作會比較合適，因為他具有能欣賞或創作美好事物的特質，比如我身邊很多芳療師或自由職業者大多具有這個連線。

從連線中找到自己的優勢和真實的自己

透過命盤的連線分析，可以找到個人特長，讓我們可以真正的認識自己、成為真實的自己。我學習生命數字的命盤分析後，更加確定我走向獨立芳療講師的職業規劃是非常符合我的性格特質，我同時具有 **1-2-3** 藝術／獨立線、**1-5-9** 事業／自由線、**2-5-8** 感情／表達線、**3-5-7** 人緣／表達線、**7-8-9** 權力／靈性線。適合發展個人獨特並且與藝術美感相關的工作，善於溝通表達也能建立良好的人際互動與社交關係，適合走向身心靈療癒或者慈善相關的項目。

命盤中的缺數

在我的命盤裡，有「**4**」跟「**6**」兩個缺數，代表我比較缺乏組織管理、財富管理以及新鮮事物的好奇心。透過植物香氣能量可以有效強化所需特質。比方說如果我希望強化投資理財或累積財富的能力，就可以著重強化 **1-4-7** 的安全理財線，使用對應 **4** 號特質的果實類植物香氣來填補所需能量，將其加入身心能量調配處方，經常使用就能取得需要的能量加持（更多關於植物香氣能量與調配處方，將會在後面的章節 Part **2** 和 Part **4** 跟大家分享）。

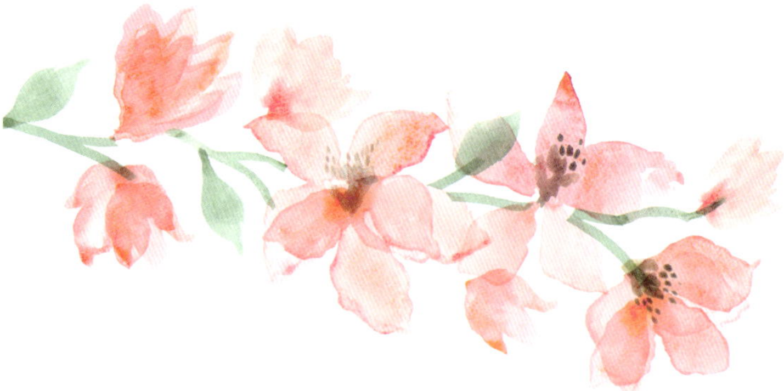

愛的九種香氣

當愛情進入數字世界，每個數字的人格特質和愛情觀都各不相同，這不僅反映了個人的內在需求，也深深影響著他們在感情中的行為和期望。以下是一至九號人的愛情觀與性格特質，讓我們一同探索他們在愛情中的獨特姿態。

1 號人，他們追求控制，希望在愛情中扮演主導角色。這些人通常充滿自信，迫切渴望成功，需要伴侶給予充分的支持和欣賞。與其相處，給予他們空間展現領導才能是關鍵，同時使用木質類的香氣如雪松，有助於平衡過度控制的傾向。

2 號人，他們容易陷入情網，對周圍的人和事都非常敏感和關注。愛情對於他們而言，是一場充滿感性的體驗，需要溫暖與理解。在相處中，給予他們足夠的空間和自由是至關重要的，同時可以使用根莖類的香氣如胡蘿蔔籽，來滋養和調理他們的情感世界。

3 號人，他們擁有高標準的理想型，對於愛情有著崇高的期待和追求。這些人不會輕易表達情感，但一旦找到與理想型相符的伴侶，便會全情投入。在相處中，理解他們的獨特性格是關鍵，同時可以使用花朵類的香氣如玫瑰，來平衡他們的過度任性的傾向。

4 號人，他們極度重視安全感，追求穩定的物質生活和情感關係。在愛情觀中，他們希望建立可靠的基礎和持久的情感連結。與其相處，給予他們安全感是關鍵，同時可以使用柑橘果皮類的香氣如橙子，帶來陽光和活力，立即為彼此之間的感情加溫。

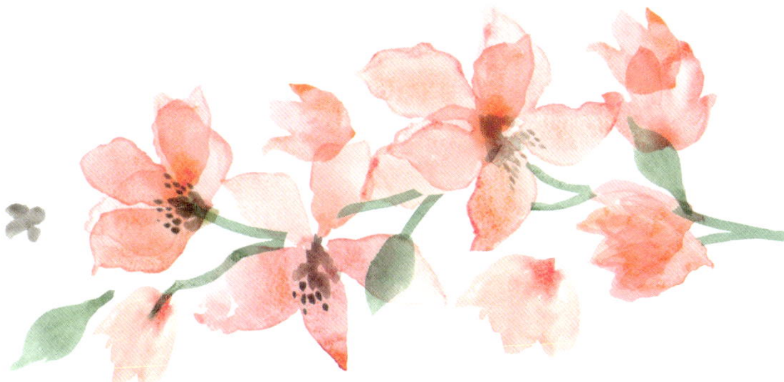

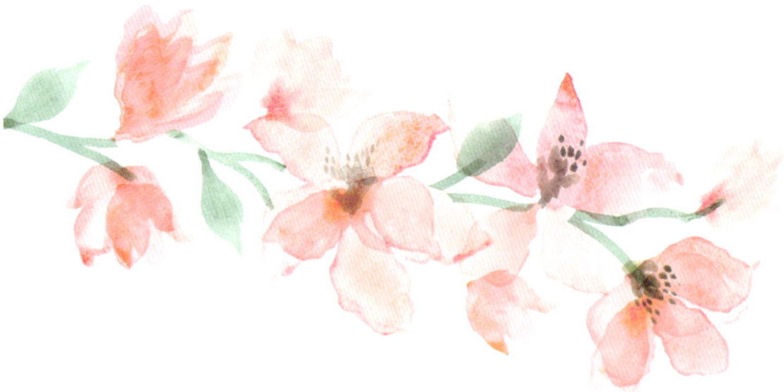

5 號人，他們追求新鮮刺激和變化，對愛情充滿熱情和活力。這些人需要與伴侶保持自由和獨立，尊重彼此的個人空間。在相處中，激發他們的熱情是關鍵，可以使用香料類的香氣如肉桂，來加深彼此之間的情感連結。

6 號人，他們樂於付出和照顧他人，在愛情中展現強烈的照顧傾向。這些人通常希望伴侶能夠珍惜自己的付出，同時需要學會愛護自己。在相處中，給予他們理解和支持是必要的，同時可以使用藥草類的香氣如薰衣草，來療癒受傷的情感。

7 號人，他們喜歡研究和學習新事物，追求共同成長和智慧的提升。在愛情觀中，他們希望與伴侶分享彼此的知識和興趣。與其相處，尊重彼此的獨立性和智慧是關鍵，同時可以使用葉片類的香氣如迷迭香，來提升能量流動和智慧的交流。

8 **號人**，他們具有強大的直覺力和領導才能，善於挑選潛力股。在愛情觀中，他們希望伴侶能夠與自己同步並共同成長。與其相處，平衡彼此之間的權力和智慧是關鍵，同時可以使用種子類的香氣如茴香，來平衡彼此的關係。

9 **號人**，他們充滿浪漫情懷，追求童話般的愛情故事。在愛情觀中，他們希望伴侶能夠與自己共同追逐夢想和理想。與其相處，共享彼此的浪漫和夢想是關鍵，同時可以使用樹脂類的香氣如乳香，來促進彼此之間的情感深化。

這些不同的愛情觀和性格特質，展示了每個數字的獨特之處。無論你是哪個數字，希望這些洞察能幫助你更好地理解自己和他人，在愛情的旅程中找到彼此最合適的平衡與和諧。

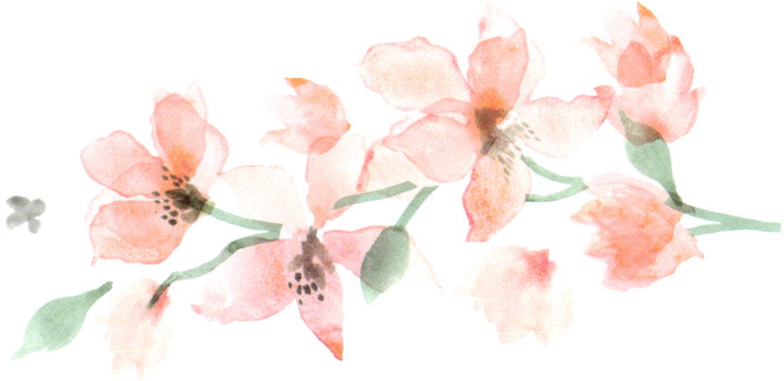

數字命盤案例解析

過去十多年來，我開設的「植物香氣密碼課程」幫助芳療愛好者與專業芳療師，提供更輕鬆有趣又準確的方式，找出最適合的身心療癒處方。相比其他複雜諮詢工具，只需使用西元出生日期，**3** 分鐘就可以輕鬆繪製出數字命盤，對比植物香氣能量特質便能動手調配個人專屬配方。下面節錄分享參加課程學員的個案研究與老師解析建議。

個案 1

<table>
<tr><th colspan="3">姓名
個案 01</th><th>西元出生年
1981</th><th>月
12</th><th>日
28</th><th>天賦數
3、2</th><th>命數
5</th></tr>
<tr><td rowspan="2">①</td><td rowspan="2">4</td><td rowspan="2">7</td><td rowspan="2">缺數</td><td>❹</td><td>❻</td><td>❼</td><td rowspan="3">生日數
1</td></tr>
<tr><td></td><td></td><td></td></tr>
<tr><td rowspan="2">②</td><td rowspan="2">⑤</td><td rowspan="2">⑧</td><td rowspan="2">圈數</td><td>❶×6</td><td>❷×3</td><td>❸×1</td></tr>
<tr><td>❺×1</td><td>❽×2</td><td>❾×1</td><td rowspan="2">星座數
10，總合 1</td></tr>
<tr><td>③</td><td>6</td><td>⑨</td><td>連線</td><td>123</td><td>159</td><td>258</td></tr>
</table>

命盤自我解析

數字 **1** 最多，也是性格特質自己感覺最明顯的部分，做事獨立，遇到問題一般也獨自解決，不太喜歡被指揮，如有想法，通常都是自發先做。喜歡獨特，與眾不同。在釐清了自己的人生目標後，會一步一步地去實現，希望忠於自己，不為迎合家族和社會價值觀而放棄做自己。

數字 **2** 體現在與人相處或合作的時候，有敏感的時候，感知對方所需要的，可以做協調的部分，但並不喜歡太複雜麻煩的（這裡可能有數字 **3** 的影響，喜歡簡單），有時候想讓所有人都開心，反而自己會變得不開心，覺得浪費自己太多心力。

數字 **3** 是體現在美學和在意外表的部分，喜歡藝術類相關的，另外也知道自己喜歡讚美，不願意聽到批評的狀況，現在慢慢學習傾聽別人的意見，即使是批評的聲音，雖然內在先有情緒，但能覺察，然後分析批評是否真實客觀，下次改進。

數字 **5** 是命數，性格中最明顯的體現是愛自由，喜歡變化，旅遊，學習新事物，如果這些有被阻撓，會不開心。很清楚自己不太願意承擔很多或很大的責任，但如果是自己選擇的，會願意承擔。所以在做出選擇決定的時候，會先被數字 **1** 影響，是內心想做的，符合自己目標的就不會太在意承擔責任。另外，在溝通方面，有時的確會只顧及表達自己的感受，無意中會傷害對方。

數字 **8** 比較體現在堅強的個性，注重開發自我的潛能，也善於組織，不過的確有時候不能坦誠真實感受，特別是和不熟識的人相處時。

數字 **9** 是關於夢想部分，從小會做很多白日夢，也很愛助人，希望通過幫助和照顧家人和身邊的朋友，大家都變好，但後來發現其實有時候自己太多的幫助和照顧，不一定對其他人都好，有時候自己會過了界限，有些事需要當事人自己承擔責任來成長，這樣才可能事真正的幫助。

連線 **1-2-3**、**2-5-8**、**1-5-9** 正切合我希望之後要走的人生道路，運用藝術獨立自由開展事業來表達自我。繼續創作曼陀羅彩繪或其他手作產品分享給喜歡的朋友們，慢慢從副業轉變為主業。

缺數 **4**，對於安全感，有時會有擔憂和焦慮財務狀況。

缺數 **6**，遇到問題，第一反應是想逃避，不太想去解決，通常拖到最後一刻再處理。

缺數 **7**，邏輯分析不夠清晰，需要比較久一點才能釐清。

老師解析與建議

雖然個案是熱愛自由與生活的 5 號人，但在命盤中 1 號出現 6 次，占比非凡，相對其他數字特質，1 號特質對個案影響會比較明顯，堅強、獨立、勇敢、果決，同時也會非常固執己見。

在工作與事業上，同時具有 1-2-3 藝術／獨立線、1-5-9 事業／自由線這兩條連線，在工作上會比較建議選擇獨立的工作型態，並不適合（或比較不喜歡）在組織裡擔任聽命行事或朝九晚五的枯燥工作，會覺得太受到限制而且過於無聊、不易取得自我滿足的成就感。

同時「1」過多的特質也比較容易影響兩性關係發展，尤其在東方傳統社會裡，比較期待夫唱婦隨的相處模式，獨立的女性比較有自己的想法，讓男性覺得不好掌握。因為自身非常優秀，會想要找到更優秀的男性匹配，不會輕易妥協，比較適合晚婚或者找到心靈成熟的另一半。如果希望在情感方面有更順利的發展，會推薦補充「3」號花朵類跟「9」號樹脂類的香氣處方，可以加強女性特質並強化心靈能量。

2-5-8 感情／表達線善於搜集情報、與人交涉，很適合從事與人相關的工作，透過「說話」建立人脈的關係，很適合從事療癒、諮詢相關的專業領域，能夠輕易地進入人們的內心世界，讓人願意打開心門傾訴，但是也要注意把握好個人的尺度與界線，否則也容易招惹是非口舌，造成人際關係的困擾。

在理財與財運部分，因為沒有 1-4-7 安全／錢財線與 7-8-9 權力／靈性線的協助，投資項目或意外之財較不容易獲利，建議採取穩定保守的儲蓄方式來規劃財務。如果想要提升財運的能量，建議補充「4」號果實類跟「7」號葉片類的香氣處方，能提升思考邏輯與分析能力與儲蓄理財的穩定度。

個案 2

姓名	西元出生年	月	日	天賦數	命數
個案 02	1988	04	04	3、4	7

①	④	⑦
2	5	⑧
③	6	⑨

缺數	❷	❺	❻	生日數 4
圈數	❶×2	❸×1	❹×4	
	❼×1	❽×2	❾×1	星座數 1
連線	147	789		

命盤自我解析

缺數：**2**、**5**、**6**。

在我的命盤裡，命數 **7** 與出現最多次的 **4**，對我影響很大，遇到事情的時候會先以頭腦的 **7** 與追求穩定安全的 **4** 先腦補，有時候會因為頭腦想太多而承擔了很多不必要的恐懼。

命盤中有兩個 **1** 的能量影響，經常在遇到事情時會覺得自己可以承擔一切，有時候過於心急、經常硬扛，不懂得開口去求助，缺乏 **2** 的協調、依賴能量，如果在適當時刻懂得增強 **2** 的協調依賴能量，遇事可以更多地向外傾訴、請求支援，讓身邊的親友們覺得自己也是被需要的，從而建立更好的人際關係，增強彼此之間的凝聚力。

可以加強 **5** 的能量，就能更享受當下、熱愛生活，也可以更勇於表達自己。也可以增強 **6** 的能量，多覺察身邊人的需求，多從利他的角度出發，無條件地愛和幫助身邊的人，焦點從自己身上轉移到他人身上，能幫助減少因想太多的恐懼而產生的焦慮不安。

連線天賦：在我的命盤裡有兩條比較明顯特質的天賦連線，**1-4-7** 與 **7-8-9**。**1-4-7** 安全理財線：務實穩定、可靠、做事認真、規矩，會腳踏實地工作賺錢，喜歡穩定規律的生活，不喜變化。**7-8-9** 權力貴人線：容易得到貴人幫助和提醒，謙虛，容易崇拜比自己聰明、有權力、厲害的人，自己也喜歡幫助他人，因此也容易得到貴人幫助；熱愛靈性、神祕學、宗教等哲學思維。

老師解析與建議

命數 7，我常描述他們是打破砂鍋問到底的「為什麼類型」的科學家或研究學者，通常也具有公正嚴明的法官性格。在整體命盤中，「1」、「4」是出現比較多次的數字，也是在人格特質分析中占有比較顯著的部分，有趣的是這兩個數字具有非常衝突的特質。

「1」追求速度，經常一頭熱，有想要做的事情，就需要現在、立刻、馬上去做。然而「4」卻是追求安全穩定的特質，需要反覆思考、一再確認安全無誤，才能動手去執行，而執行之後又非常害怕改變，因為一旦需要調整新方案，整個過程又要重新來過一遍，所以他們討厭新計畫或工作，最好可以一成不變，讓他們明確知道下一步是什麼，因為他們不喜歡突如其來的驚喜。

與命數「7」一起工作，是非常耗時的，他們是非常嚴謹的科學家，注重整合分析與理性邏輯，不要告訴他們：我感覺這樣比較好。他們需要親力親為去了解事情的前後因果，無法相信別人直接下指令的工作模式，因為他們更相信自己，經過自己去蒐集資料、理順邏輯之後，找到他們認為最佳的執行方案，即使在過程中他們有時候也會因為太耗時而拖延，但是他們就是無法跳過這過程。

在工作的選擇上，相較於開創或創意型的工作，他們更適合具有一定標準且重複不斷的工作，比如管理生產線、品質檢控或者金融銀行從業者。

個案具有 7-8-9 權力／靈性線的連線，容易得到長輩或貴人相助，也會特別被慈善、宗教、靈性或神祕學所吸引，然而習慣使用左腦思考邏輯能力之下，有時候對於自己的直覺會有所害怕或不信任，一直在天使與惡魔之間糾結，造成內在衝突無限循環，容易有失眠或是頭部的問題，比如健忘、偏頭痛等。建議多使用數字「9」對應靈感特質的樹脂類香氣來提升靈性能量，並減緩無來由的焦慮不安與敏感、恐慌的情緒。

在健康方面，因為他們一方面追求速度、一方面又要求效率與穩定的內在衝突，也很容易發生健康上的問題，尤其是與壓力相關的症狀，比如內分泌失衡或是消化功能的問題。在健康改善的建議上，推薦可以多使用數字「6」對應療癒特質的藥草類香氣來照顧全身心健康，比如舒緩壓力的薰衣草、甜馬鬱蘭，提振活力與情緒的檸檬草、迷迭香、羅勒等。

在人際關係方面，明顯的「1」特質，有時候顯得特立獨行，不想委屈自己去融入群體的規定或需求，可能講話也會比較直接，傷人而不自知，因此不容易交到很多朋友，尤其他們對朋友的品質要求具高標準（需要三觀正才能列入觀察名單）。

具有 1-4-7 安全／錢財線的個案，對標準的設立會更加顯示在選伴侶或確定關係前，另一半能否提供物質上的穩定與安全感，這對他來說是非常重要的考量因素，因為一旦確認關係後，他不會輕易做出改變。而他們這樣實事求是的方式，其實不太利於人際關係或是情感建立，尤其有些伴侶會需要新的刺激來保持新鮮感，對於這樣一成不變的生活日常可能很快心生不滿，而人生本就應該是來學習與體驗各種精彩的生活，所以在情感或人際關係上，建議多使用數字「5」對應熱情特質的香料類香氣來為情感升溫，不管是友情、愛情或是親情，同時也能提升對生活的熱愛。這些香料包括廚房裡經常使用的肉桂、丁香、月桂、黑胡椒及肉豆蔻等。

個案 3

姓名 個案03	西元出生年 1986	月 08	日 21	天賦數 3、5	命數 8
① 4 7 ② ⑤ 8 ③ ⑥ ⑨	缺數	❹ 	❼ 		生日數 3
	圈數	❶×2 ❺×2 ❾×1	❷×1 ❻×1	❸×2 ❽×3	星座數 5
	連線	123 369	159	258	

命盤自我解析

原來我喜歡畫畫是天生注定的（具有 **1-2-3** 藝術線），我喜歡配色美麗設計精巧的東西。我從小就自己住，自己開公司也不需要有合夥人，我非常獨立不需別人協助，但很擅長運用身邊的人際關係，喜歡介紹身邊的人相互認識，資源置換。

1-5-9 適合自主創業，是的，我很享受逐步完成的感覺。有企圖心，很清楚知道在什麼情況下，有什麼朋友、資源可以幫上忙。極度熱愛工作帶來的成就感，很喜歡滿滿的工作安排，跑來跑去忙業務最喜歡了，我愛工作！

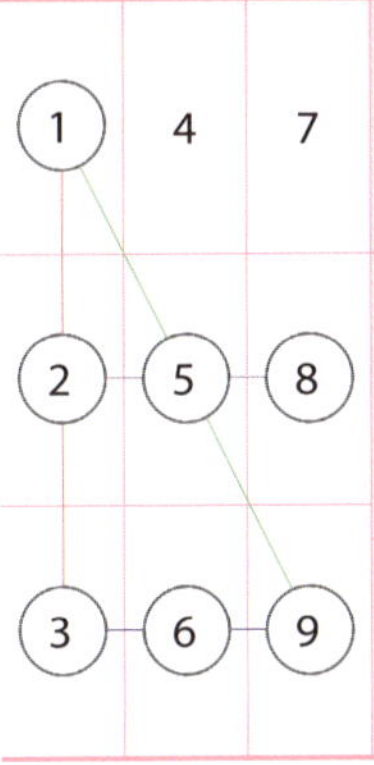

2-5-8 感情表達線，是直覺強、溝通力強和社交型人格，確實，我是獅子座，超享受社交帶來的關注。直覺是最準的，通常仔細思考過的反而很難推動，但直覺是好的就馬上行動，也會得到很好的效果。有朋友的確會因我的口直心快而受傷，但我很常下次又忘記了。

3-6-9 聰明智慧線，我對讀死書沒興趣，但後來做實驗的手作課程非常高分，我只偏重自己喜愛的科目。對新事物非常沉迷，曾經沉迷研究過日本人的行事曆，還自己製作過，很有自己的理解分析。擅長創造新事物，研究喜歡的事物，但不喜歡被管和被說教，就算有人說那個東西不好，我也不太理會，因為只要我覺得它很棒就會盲目地喜歡下去了，固執得很！

老師解析與建議

個案命盤中最多的數字與命數皆為「8」，在人格分析中數字「8」的特質影響會比較顯著，比如直覺比較強大、尤其對於商業投資或是賺取金錢的能力具有強大潛力，在工作上經常擔任領導者或是決策者，享受優渥的物質帶來的生活愉悅與個人成就感。然而當過度依賴直覺，或是不斷追求奢華的生活，也時候也會耗盡能量需要充電或者需要返璞歸真的修整，可以使用互補的「2」號對應根部類的精油，如岩蘭草、薑、歐白芷等精油來迅速充電，幫助能量與活力重新開機上線。

在連線分析部分，同時具有 1-2-3 藝術／獨立線、1-5-9 事業／自由線這兩條連線，有很大機會可以成就一番自己的事業，尤其適合投入與藝術、創意或美學相關產業，總能依照直覺很快找出自己的方向。在「8」數的影響下，未必滿足於小規模運作（比如個人工作室或專業顧問），如果有機會擴張商業規模，會在合適的發展機會投入更多，但是缺乏 4-5-6 秩序／治療線的情況下，對於組織運作與管理可能會比較頭痛，如果想要提升內部管理的能力，可以多使用數字「4」對應果實類的精油，比如柑橘果皮類為主的香氣，來幫助增加穩定與安定的能量，強化組織管理的能力。

3-6-9 創意／想像線，對於新鮮事物的好奇心、洞察力與學習力都比較突出，能夠觀察市場潮流與走向，保持產品推陳出新的能力。作為個人提升或是產品創意不失為不錯的能力，若是要應用在工作上，天馬行空之後更需要落地執行，才能讓想法變成真實，可以補充數字「7」對應葉片類的香氣能量，比如尤加利、茶樹、羅文莎葉等，幫助更嚴謹的細節研究與邏輯思維，讓計畫確實執行。

人際關係方面，具有 2-5-8 感情／表達線善於搜集情報、與人交流，喜歡相處融洽的氛圍，很容易在社群裡發揮影響力。平易近人又好相處的個性，容易受到朋友的信賴，願意分享心裡的祕密，具有同理心，容易感同身受，也很適合當療癒師或諮詢師，很樂意幫助朋友解決問題。但同時也要注意把握尺度，有時候也可能會熱心過頭、弄巧成拙，而導致被誤會、心理受傷或能量低落的情形，建議使用數字「5」對應香料類的香氣能量，比如肉桂、丁香、肉豆蔻等，幫助強化情緒與心靈能量，補充被澆熄的熱情。

Part 2

植物人格特質

透過植物香氣的擬人性格與特性，可以用來強化或調整對應的人格特質，這是一種簡單、有趣又能準確幫助到個案的選油與調配方式。

九大芳香族：植物擬人性格

我們已經學會使用源自古希臘占數術——生命數字，找出與生俱來的人格特質，並利用黃金三角數解讀出期待成為的理想型、別人眼中特質與實際呈現的樣子，這些工具只是幫助我們了解自己的第一步。我相信每個人都是由多種不同的人格特質所組成，這些特質之間又有不同的組合比重與組成方式，所以每一個人都是獨一無二的存在。即使同一個人處在不同的時空下也會有不同的呈現，如何維持正面的狀態去迎接生活中的諸多挑戰，活出真正的自己，應該是每個人終其一生的重要課題吧！

訂製個人的芳療處方

運用芳香療法進行身心療癒超過 **20** 年，我發現當個案尋求芳療的幫助時，同樣的症狀會因為不同個案而需要不同的處方。例如一樣是處理青春痘的問題，青春期的個案可能需要的是平衡荷爾蒙的精油為主，而成年人（如上班族），有很多是因為壓力問題引起的內分泌失衡，則需要以舒緩緊張的精油來幫助處理症狀。

還有一個現象是，有些人的症狀會一直反覆或週期性的發生。曾經有一位在公家機關上班的個案，每年幾乎會在固定的時間爆發嚴重的濕疹，通常是在她工作比較忙的時候。透過諮詢發現她個性比較急、固執、極力追求和諧，又很有個人想法的人格特質，當在生活或職場上發現事情延宕或者有不如她計畫的事情發生，她就容易有情緒起伏且會伴隨濕疹發作。如果她能學習放慢腳步，接受別人的不同意見或想法，應該可以減少濕疹的發作，也更有助於身心的健康與平衡。

訓練有素的專業芳香治療師，通常不會只提供給個案外在症狀的處方，會使用合適的診斷工具或透過互動諮商的方式，幫助個案找出問題、面對問題並從根本上解決問題，我認為這是真正的療癒師應該做的。

植物香氣對應你的人格特質

近幾年，我持續在芳香治療與能量療癒的領域深耕，更加肯定精油療癒不僅止於生理狀態的治癒，更大的價值是同時在心理情緒上的扶持與調整。而身體與心理互相影響也是真實存在的，有些個案適合從身體層面切入、也些則適合從心理情緒調整開始，而芳香精油在各種層次上都能給出相對應的幫助。

每個人都有獨特的主要性格與多個次要性格組成，植物精油也一樣，會有主要調性與次要調性組成。那麼，該如何選擇合適個案的植物香氣呢？我發現不同的植物香氣具有不同特色的氣質與能量，比如當你聞到玫瑰的花香，會聯想到享受愛情甜蜜的戀人；聞到甜橙，會感覺到孩童般天真純淨的愉悅。在我從事芳香療法超過 **20** 年的經驗，發現透過植物香氣的擬人性格與特性，可以用來強化或調整對應的人格特質，這是一種簡單、有趣又能準確幫助到個案的選油與調配方式。

能量精油如何使用？

這套應用模式不只能用在調整個人的天賦特質（根據人格特質來調配），面對個案更可以輕鬆找出最適合的個人身心處方。同時也適合應用在需要提升某種特質（能力）的特殊時刻；比方說最近需要提升溝通表達的能力，就可以多使用提升數字「**5**」能量的香料類精油；最近需要強大的執行與領導能力，則可以多使用提升數字「**1**」能量的木質類精油等。應用的方式也很簡單，可以透過芳香精油最簡單有效的薰香、泡浴、稀釋後塗抹等三大使用方式（詳細的介紹與說明會在下一章跟大家分享）。

開始正式介紹之前，我想先說明這套應用模式是依據我的經驗來分類，我會同時考慮精油提取部位與香氣的調性來區分類別，分別有木質類、根部類、花香類、果實類、香料類、藥草類、葉片類、種子類與樹脂類等九大分類。每個大類別的人格描述是依照植物的擬人性格來介紹，與心理學常用的九型人格不太相同。每個大類下會有所屬的單方精油，可能有部分精油會以香氣獨特性歸類，而有些則可能同時歸類在兩種分類。

比方說天竺葵精油雖是由葉片萃取，但其香調主要帶有玫瑰調性，所以我會選擇將天竺葵放在花朵類的香氣；肉桂精油是由樹皮部位提取，更是著名的香料類精油，主要會歸類在香料類，但同時也具有些許木質類的特性；茴香、芫荽籽等可以同時具有香料類和種子類的特性。

使用專屬你的個人複方

我建議讀者一開始先著重於熟悉九大分類的植物擬人性格，所屬的每支單方精油分類並沒有絕對的標準，每個人對香氣的感受多少有所差異，或許你對某款單方精油的感受與我是不同的，可以依據個案需要或療癒師的直覺，調整成更符合自己感知的分類來使用。

你可以試著把九大類的所屬單方精油調成自己的獨家複合處方，例如將雪松、松、黑雲杉、絲柏、檀香、花梨木等精油調成「**#1** 木質類複方精油」。將佛手柑、橘子、甜橙、檸檬、葡萄柚、山雞椒、杜松子及黑胡椒等精油調成「**#4** 果實類複方精油」。將乳香、沒藥、安息香及秘魯香脂等調成「**#9** 樹脂類複方精油」。

在需要的時候就可以簡單調配出合用的處方，這是我經常會應用在幫客戶調配訂製處方或在沙龍分享會上使用的方式，令人意外的，這九款複方香氣不管是互相混合搭配，或者再跟其他單方精油搭配，香氣都非常令人愉悅。希望你們也能動手試試，調配出自己專屬的九大類植物人格香氣。以生命數字結合植物人格的香氣密碼，還有許多延伸的用法與應用方式，本書我先著重介紹基礎的應用、調配與個案分享，並獨家推出首創的「植覺繪」體驗，以植物香氣搭配心靈手繪練習。

在閱讀完每個植物人格描述後，請你拿出對應的精油，靜下心來嗅聞，去感受這個類別的精油香氣帶給你的感受，腦海中有沒有符合這個香氣描述特性的人，然後用手繪的方式把這個香氣的感覺呈現出來。這個過程能更幫助你深刻的學習與記憶每種不同香氣的人格特質，希望後續可以透過課程、研討會或線上讀書會等其他方式跟大家分享更多。

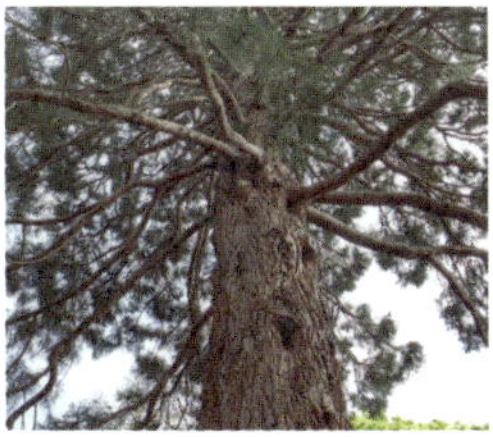

木質類｜數字 1

→P.106

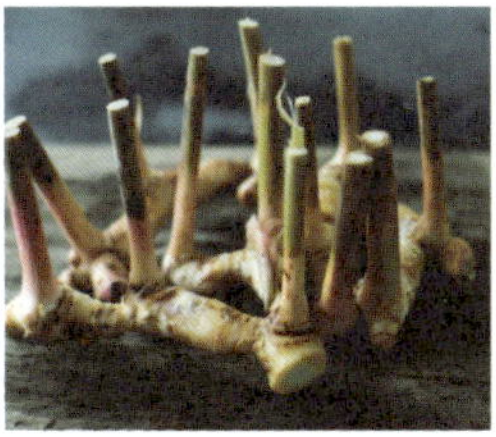

根部類｜數字 2

→P.110

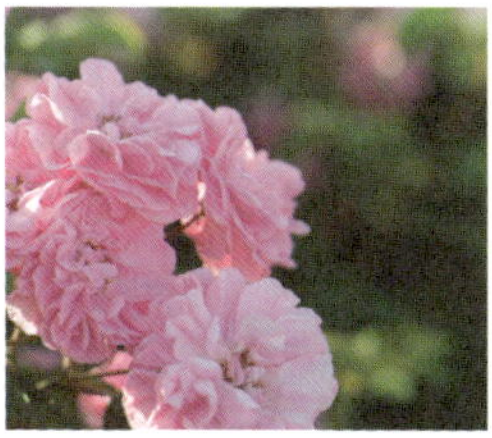

花朵類｜數字 3

→P.114

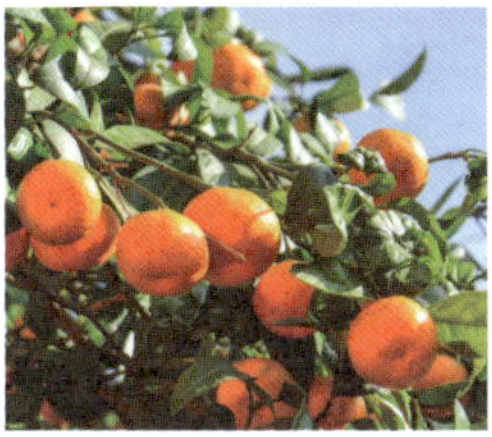

果實類｜數字 4

→P.118

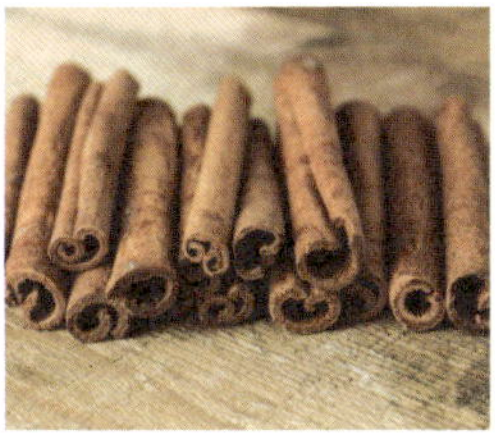

香料類｜數字 5

→P.122

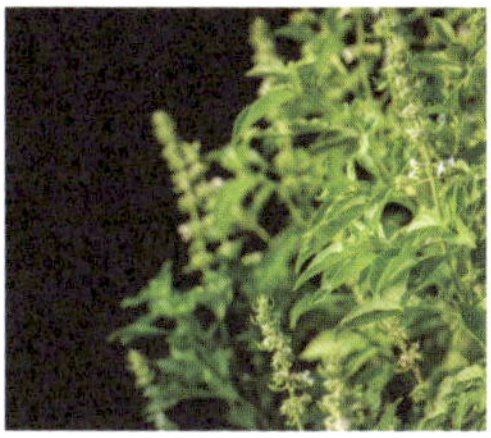

藥草類｜數字 6

→P.126

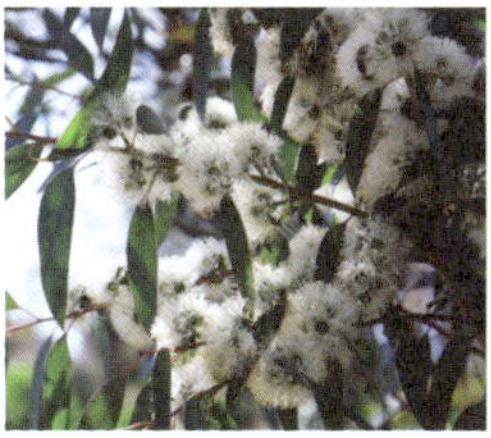

葉片類｜數字 7

→P.130

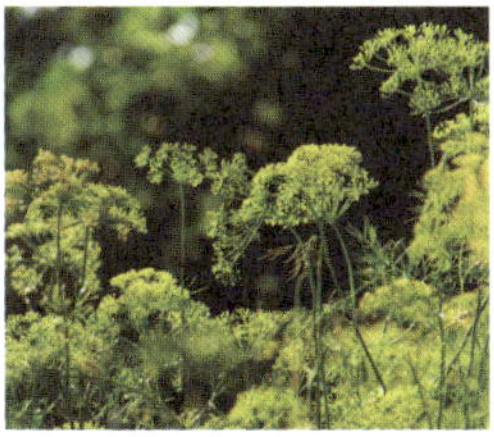

種子類｜數字 8

→P.134

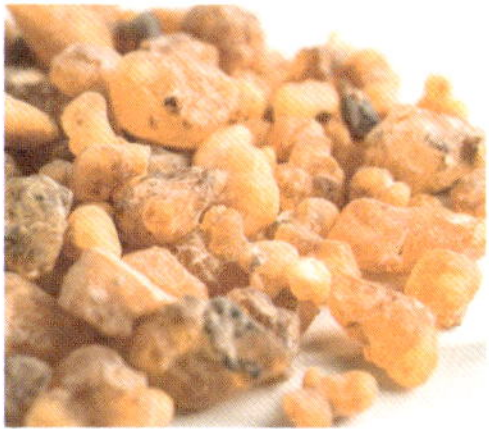

樹脂類｜數字 9

→P.138

木質類｜數字 1

強悍獨立，果敢進取的良善君子

｜人生目標｜主導控制，藉由個人意志改變世界。

｜代表精油｜雪松、花梨木、松、黑雲杉、東印度白檀木、澳洲檀香、阿米香樹、癒創木、檜木、沉香、樟樹、冷杉、秘魯聖木。

木質類的人格特質，強悍獨立、大膽直率，清楚自我目標且奮力追求。活在理性中，注重公理正義。雖然野心勃勃，但是性情良善、有情有義，是重承諾的君子。

挺拔的木質：

- 需要與大自然接觸，綠色和平組織及環保的擁護者。
- 目標明確，當機立斷，有情有義的行動家。
- 享受掌權，公正不阿，有耐心、慷概的提攜後進。

困境中的木質：

- 獨裁的暴君、情緒多變、任性妄為。
- 氣勢強盛，讓他人惴惴不安，面無表情時，容易讓人感覺如風雨前的寧靜。

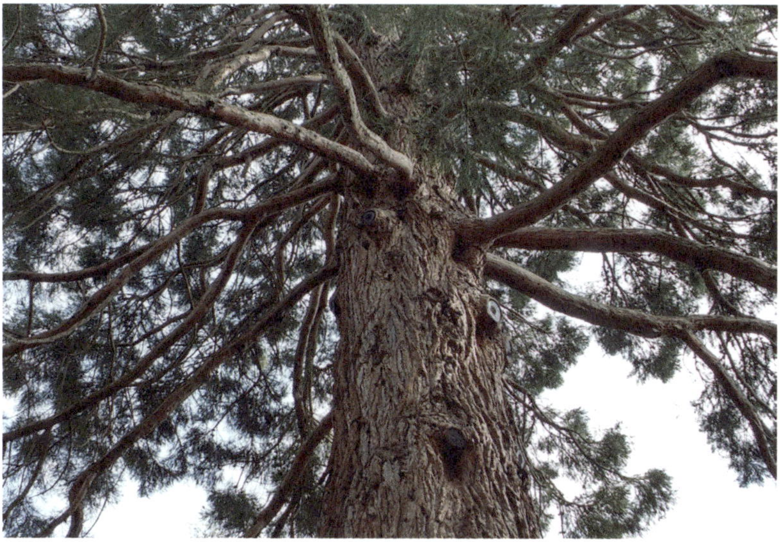

雪松｜一切皆在我的掌握之中

我身邊有位木質類特質比較明顯的朋友，她說：我很喜歡獨處，喜歡獨自工作，沉浸在自己的世界。她常開玩笑自己是「社恐」，不很喜歡把自己暴露在社交媒體上。對於自己想做的事情，總是目標明確。需要團體合作的時候，她總是可以很快理順工作邏輯，並且把任務合理分配給大家，讓工作進行很有效率並順利完成。一旦確立目標，她也會努力積極的去完成，最好是可以立刻、現在、馬上，所以和她一起工作的同事如果不夠聰明，跟不上她速度，她就會比較著急。她在群體中也是核心人物，身邊的朋友常會以她為中心聚集，因為她是一個很善良又溫暖的朋友，從來不會吝嗇於幫助他人，也經常捐助慈善或幫助需要的朋友。

木質類｜數字 1

｜植覺繪圖樣｜

木質香氣讓人聯想到木幹的樹輪，每一輪都記錄下它精彩的生命歷程，層層堆疊成就參天大樹，給人支持與力量。

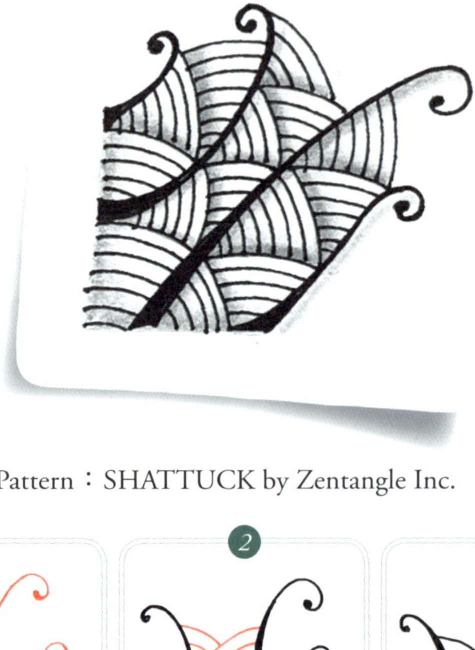

Tangle Pattern：SHATTUCK by Zentangle Inc.

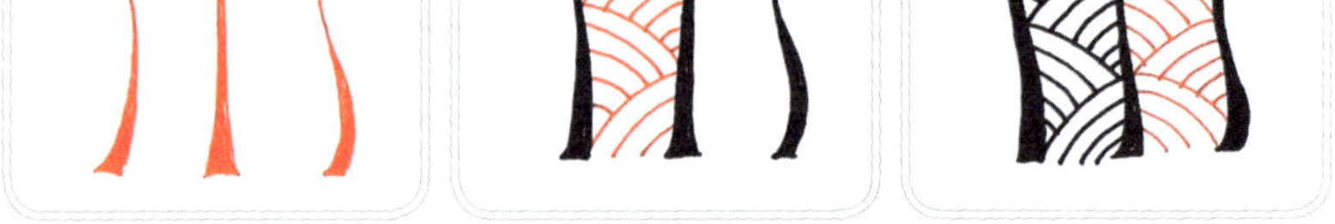

| 寫下你的香氣印象與感受 |

閉上眼睛，靜下心來，慢慢嗅聞木質類精油香氣，感受香氣在鼻腔中蔓延，想像這香氣代表什麼樣的人？有什麼特質和性格？腦海中浮現的畫面是什麼？然後，請拿起筆跟著植覺繪圖樣進行手繪創作。

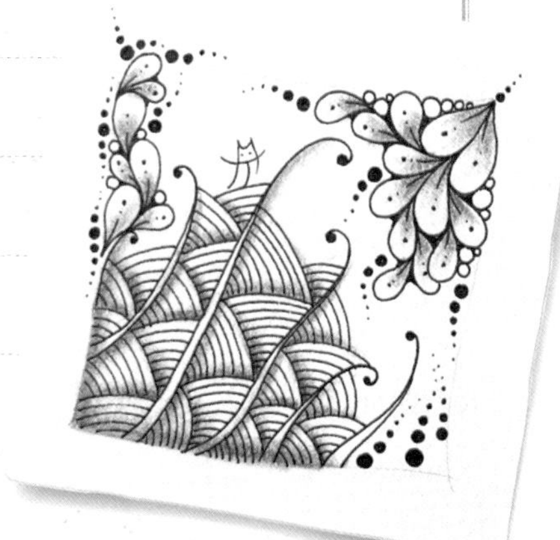

進階圖樣創作：結合數字 1+7

| 創作你的香氣手繪 |

1

2

3

根部類｜數字 2

遵守傳統、協調資源的和平使者

| 人生目標 | 謀求和平，整合事實與傳統價值協調。
| 代表精油 | 薑、歐白芷、岩蘭草、鳶尾根、當歸、纈草、穗甘松。

根部類的人格特質，和平的使者，善心好意，為協調與治癒而生，能與各種人建立深刻友誼，排解紛爭時也能注入互信互諒的氣氛。

壯碩的根部：

- 和平使者，態度祥和、好相處，討厭爭執、分裂。
- 與人互信互諒，有成人之美的胸襟。
- 船到橋頭自然直，只看自已想看的，有駝鳥心態。
- 日出而作，日落而息的傳統鄉間生活，有益根部性格「四平八穩」的特質，可散發如氣功般的療癒他人力量。

窄化的根部：

- 困境中，會抱怨連連，胡思亂想，失落感增加，無精打采。
- 壓抑自我，為求和的卑躬屈膝，偶有語中帶刺，行為不磊落。

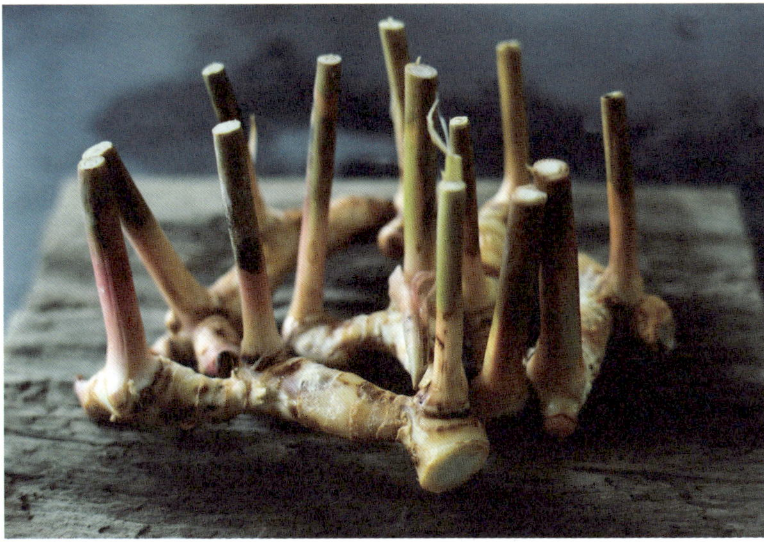

薑｜我有源源不絕的能量

我的家族中有位根部特質明顯的成員，她善於交際應酬，喜歡與不同領域的人交往，手中握有各種豐富資源，需要的時候總是能夠找到合適的人幫忙。她經常舉辦各種聚會活動，朋友們都很喜歡參與其中，這獨特的交際與公關能力後來成就了她的事業。她開設親子創意餐廳，承接各種聚會、課程與活動企劃。在這樣的氛圍下，自然是希望賓主盡歡，然而為滿足團體中不同人的需求與和諧，會在自己的想要與他人的需要中徘徊、糾結，常耗盡自己的能量與健康，造成自己的不開心，進而會遷怒到其他的人事物，容易讓身邊親密的人受傷或倍感壓力而不自知。

根部類｜數字 2

｜植覺繪圖樣｜

生活中本就有太多的錯綜複雜，尋找源頭、學習順流，你會發現其實這些盤根錯節，真的沒想像中那樣可怕。

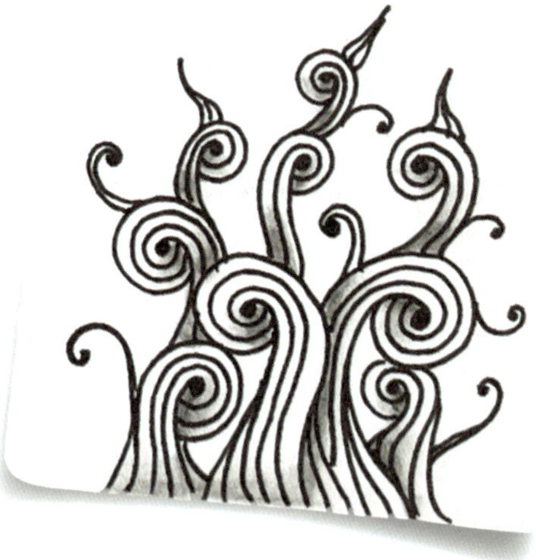

Tangle Pattern：SAND SWIRL TREE by Natalia Sitnikova

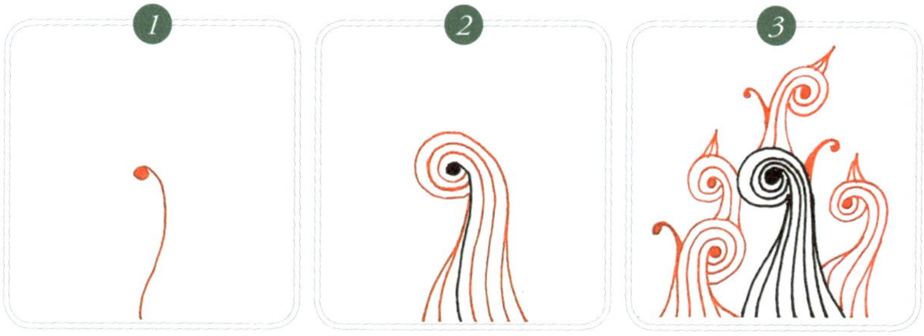

寫下你的香氣印象與感受

閉上眼睛，靜下心來，慢慢嗅聞根部類精油香氣，感受香氣在鼻腔中蔓延，想像這香氣代表什麼樣的人？有什麼特質和性格？腦海中浮現的畫面是什麼？然後，請拿起筆跟著植覺繪圖樣進行手繪創作。

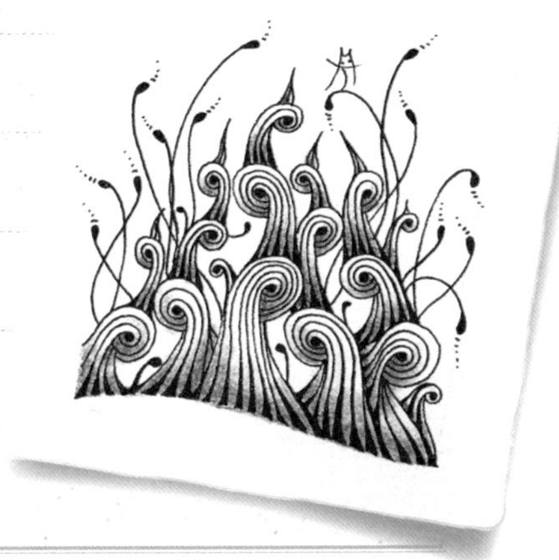

進階圖樣創作：結合數字 2＋

Tangle Pattern: fescu by 2 entangle lne.

創作你的香氣手繪

1

2

3

花朵類｜數字 3

追求自我卓越表現的完美主義者

｜人生目標｜追求卓越的地位，鶴立雞群。

｜代表精油｜玫瑰、茉莉、橙花、洋甘菊、依蘭、天竺葵、永久花、薰衣草、桂花、玉蘭花、緬梔、晚香玉、丁香花苞。

花朵類的人格特質，花朵看起來美美的，好玩有趣，廣受喜愛，希望成為眾人注視的焦點。超越自我是他們的目標，也是追求完美的驅動力。

可愛的花朵：

- 熱愛美好事物，講究質感。
- 超越自我，追求更完美的一面。
- 有如自戀的水仙花，重形象、地位、愛出風頭，搶當萬人迷，易吸引異性。
- 敏感而心軟，有時為追求優勝、喜歡受稱讚而攻於心計。

枯萎的花朵：

- 掠奪，操控、敗德的破壞他人的生活及人際關係。
- 爭奇鬥艷性格，與他人一較長短。

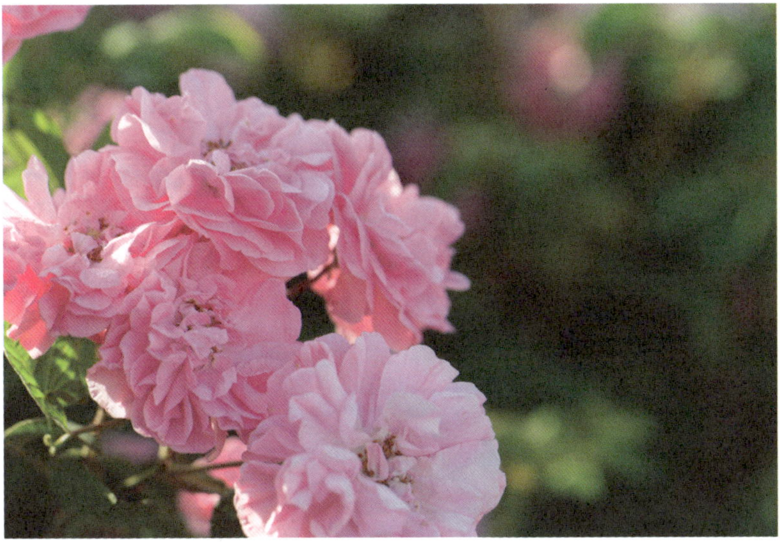

玫瑰｜我勇敢且全心全意去愛

我自己是比較明顯的花朵特質，總會在意別人眼中的自己，會為了保持在別人眼中較好的形象而努力，對自己的要求比較高，喜歡別人對自己的重視與稱讚。努力做好一件事不是為了錢或者實質的好處，常常是為了顯示出自己優秀的一面或者是因為自己喜歡做才去做。具有同理心，容易感同身受，情緒比較敏感，有時候甚至容易脆弱，會因他人的無心言語而受傷。具有花朵特質的人，如同孩童般單純，眼中只有他們感興趣的人事物，展露出傻白甜的特質，其實只要多多稱讚並關注他們，當他們心情好了，任何方面都會好。

花朵類｜數字 3

｜植覺繪圖樣｜

從心出發，欣賞陽光下花朵綻放的美好，每片花瓣都蘊含著生命的力量，那是充滿著成長、學習和愛的故事。

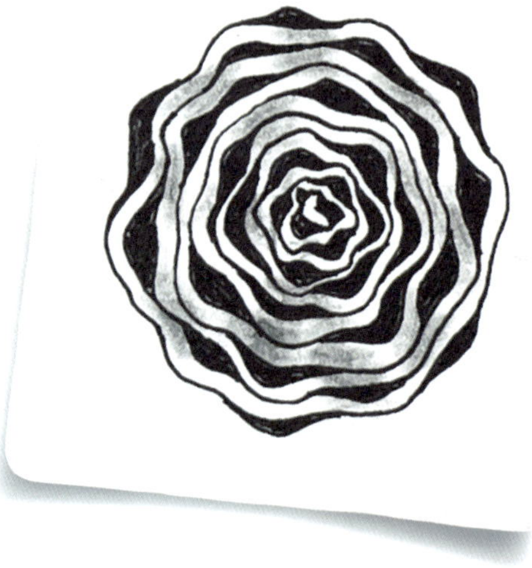

Tangle Pattern：DIVA DANCE by Zentangle Inc.

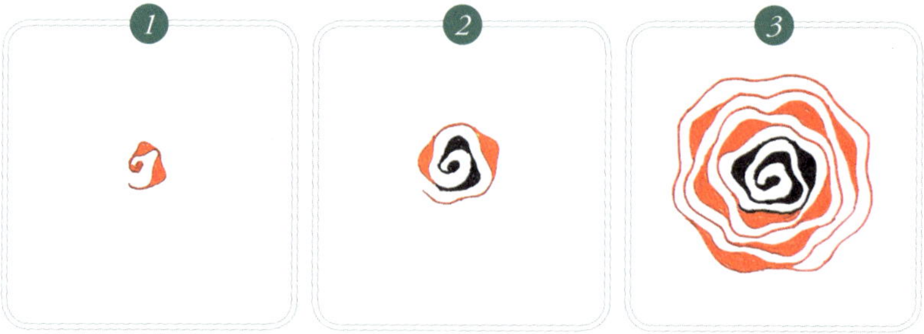

寫下你的香氣印象與感受

閉上眼睛，靜下心來，慢慢嗅聞花朵類精油香氣，感受香氣在鼻腔中蔓延，想像這香氣代表什麼樣的人？有什麼特質和性格？腦海中浮現的畫面是什麼？然後，請拿起筆跟著植覺繪圖樣進行手繪創作。

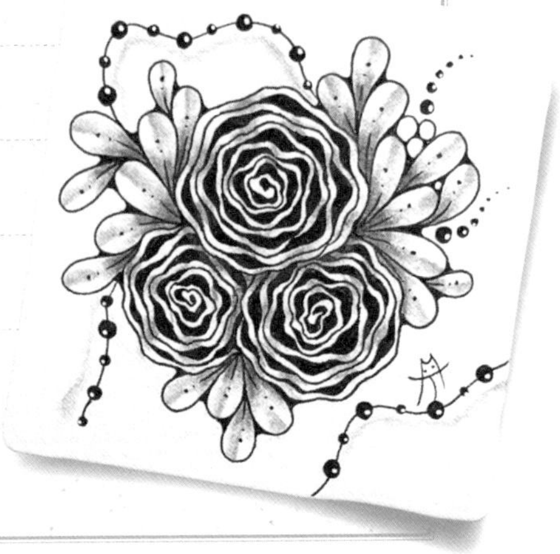

進階圖樣創作：結合數字 3＋7

創作你的香氣手繪

1

2

3

果實類｜數字 4

追求安全感與他人尊重的實踐家

| 人生目標 | 具備和諧的人格，有安全感，尊重與肯定。

| 代表精油 | 佛手柑、葡萄柚、檸檬、甜橙、橘子、萊姆、杜松子、黑胡椒、山雞椒、貞節果、香草。

果實類是理想的員工與忠誠善良的朋友，工作賣力、態度友善。非常負責任卻沒有太大野心，全神貫注於做好一件事。

甜美的果實：

- 情緒平衡，態度友善，工作賣力、具責任感，無太大野心超越上司，是理想的員工特質。
- 自然天成的自信，易與他人熟稔而相識滿天下，追求安全的歸屬感，而相交相知兩三個人。
- 喜歡表達自已，傳統中帶有叛逆色彩，特別是在不公不義的情況下，本分的果實，會有勇氣抵抗權威。

苦澀的果實：

- 若被人利用，易產生沮喪，厭世、自卑的情緒，像刺蝟般戒備或在家自虐不願出門。
- 尖酸刻薄是反映喪失自信、安全感的果實的寫照。

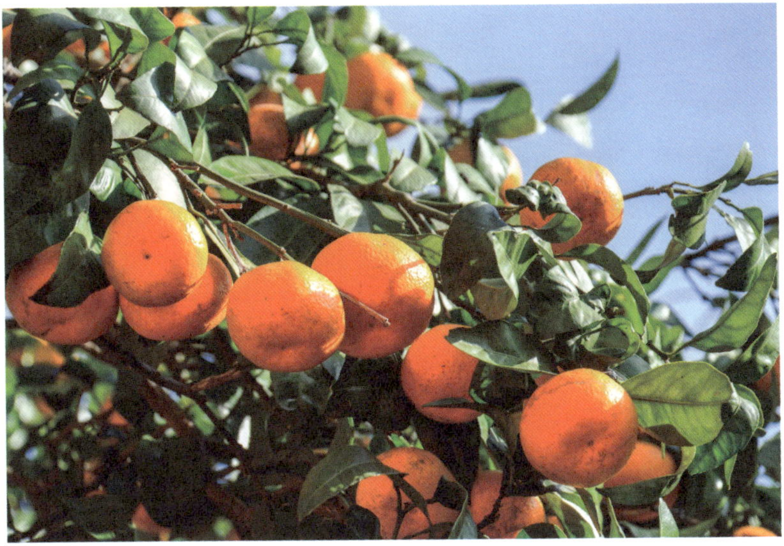

橘子｜我與我的內在小孩連結

我的伴侶是較明顯的果實型人格，喜歡工作或事業領域帶給他的成就感與安全感，是非常好的員工，能夠為老闆分憂解勞，也能好好完成主管交代的任務。在人際關係上，雖然也能輕易與陌生人交流，但是真正深交的知己朋友卻不多，但若真成為他的朋友，只要有需要，他會為朋友兩肋插刀、在所不惜，我常調侃他，做他的朋友比做他的家人更幸福。我還佩服他的另一個特點，是他可以專注在自己想做的事情，完全隔離外在的所有干擾，彷彿世界上只剩他一人的那種專注，這是我想要卻完全辦不到的。

果實類｜數字 4

｜植覺繪圖樣｜

豐盛的果實，彷彿置身陽光明媚的柑橘園，帶來生機和活力，提升愉悅感，讓人們感受到清新甜蜜的自然之美。

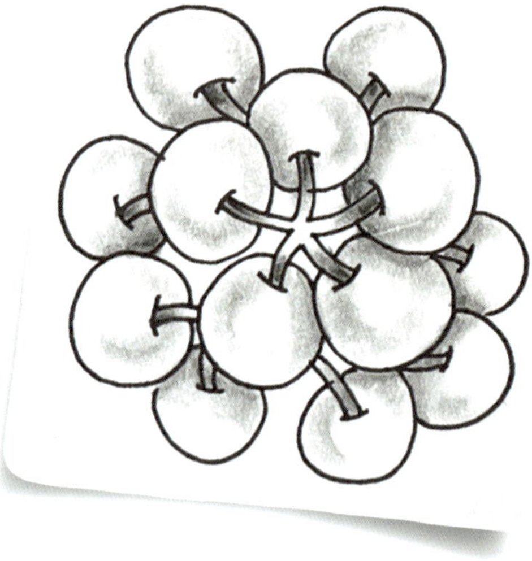

Tangle Pattern：POKEROOT by Zentangle Inc.

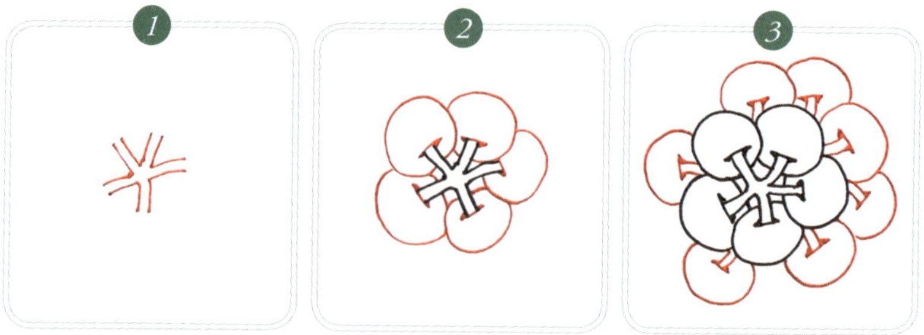

寫下你的香氣印象與感受

閉上眼睛，靜下心來，慢慢嗅聞果實類精油香氣，感受香氣在鼻腔中蔓延，想像這香氣代表什麼樣的人？有什麼特質和性格？腦海中浮現的畫面是什麼？然後，請拿起筆跟著植覺繪圖樣進行手繪創作。

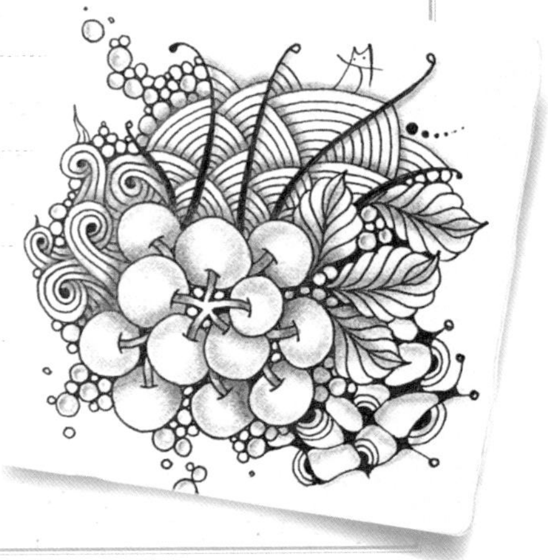

進階圖樣創作：結合數字 1＋2＋4＋9

創作你的香氣手繪

1

2

3

香料類｜數字 5

熱愛生活、多才多藝的享樂主義者

｜人生目標｜擁有人生一切美好，享樂主義的生活風格。

｜代表精油｜黑胡椒、肉桂、丁香、豆蔻、肉豆蔻、茴香、薑、芫荽籽、月桂、百里香、羅勒、野馬鬱蘭、山雞椒、蒔蘿、歐芹、檸檬草。

香料類的人格特質，熱愛生命，善良樂天，極富娛樂效果。性格多樣、才華多面。幹勁十足，全力以赴，堪稱狂熱的生活享樂派。

撲鼻的香料：

- 辭溢乎情的表達風格，百分百外向，重視享樂，頗能鑒賞藝術，標新而領導流行。
- 性格多樣、才華多面、結合旺盛的戰鬥力，可成為企業家。
- 重排場，熱愛生命，具有耀眼的魅力。
- 偏愛滔滔不絕的談論自已，別人縱使有更大問題或更精采的故事，也插不了口。

走味的香料：

- 縱慾狂歡，人生到了終點，無聊的不知如何打發生命。
- 利用別人，不考慮他人的需求。

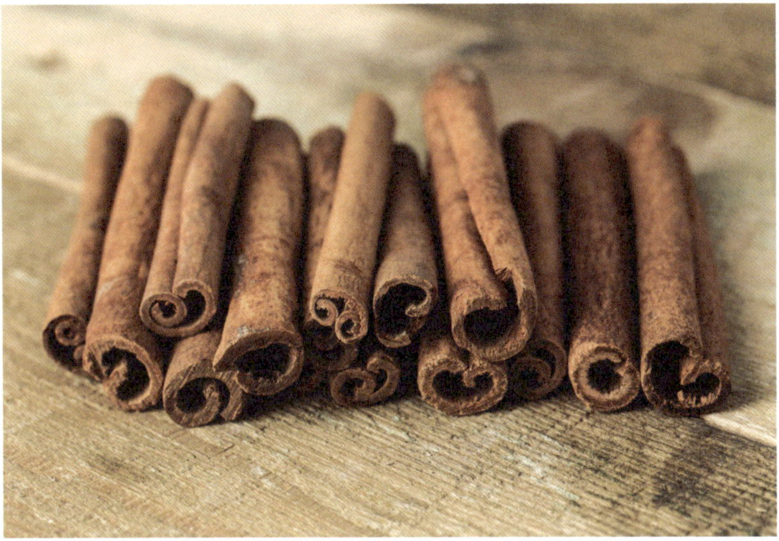

肉桂｜我享受活力四射的群體生活

我有一位經常面見、香料特質的朋友，每次我們聊天中提到什麼東西，她幾乎都聽過、知道甚至學過，從小就學過多種樂器、舞蹈，長大後除了自己的專業，也很願意投資自己去學習各種知識，甚至身心靈成長課程，簡直就是難得的寶藏女孩。她非常願意以開放的心去體驗與分享各種生活中的美好，對自己所吃的食物、所用的東西也多有追求，不一定是挑貴的，但一定是好的。每次要買東西或是要吃美食都會先問問她的意見，可以避免繞路或踩雷。然而並不是她天生就如此樂觀與熱愛生活，她的生命中也經歷很多挑戰與功課，最終她一步步蛻變、成長成現在的樣子，漸漸變成撲鼻的香料，懂得活在當下、享受生活的美好。

香料類｜數字 5

｜植覺繪圖樣｜

人生就是一場多采多姿的冒險旅程，香料獨特熱情的香氣，營造豐富的感官體驗，交織成一篇篇獨特的華麗冒險。

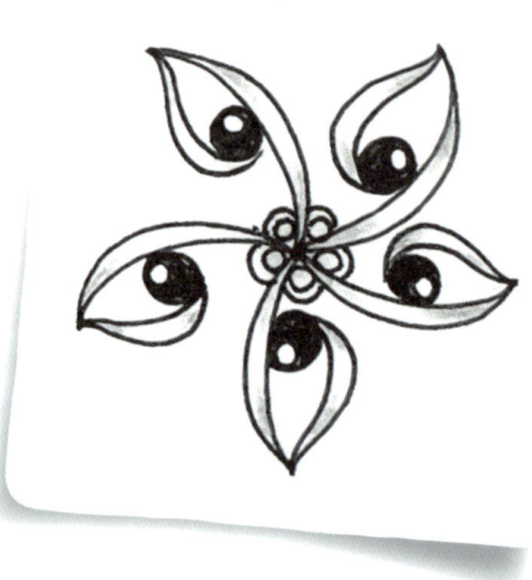

Tangle Pattern：HAYKIA by Sue Bailey

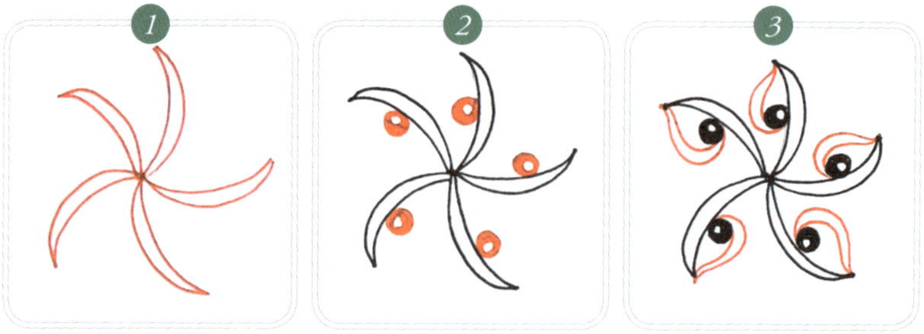

| 寫下你的香氣印象與感受 |

閉上眼睛，靜下心來，慢慢嗅聞香料類精油香氣，感受香氣在鼻腔中蔓延，想像這香氣代表什麼樣的人？有什麼特質和性格？腦海中浮現的畫面是什麼？然後，請拿起筆跟著植覺繪圖樣進行手繪創作。

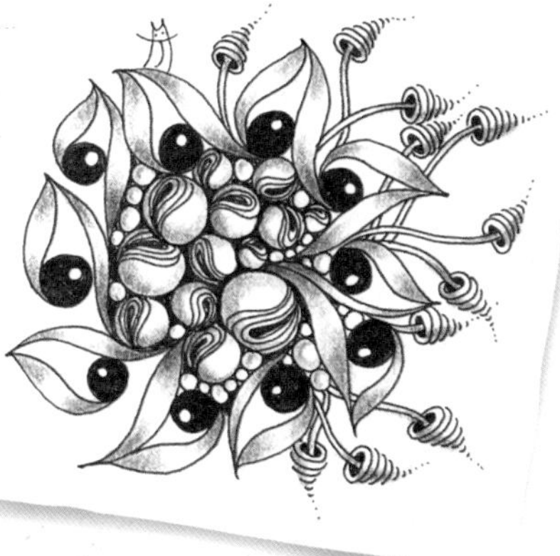

進階圖樣創作：結合數字 5＋6＋8

| 創作你的香氣手繪 |

1

2

3

藥草類｜數字 6

樂善好施，極富服務精神的照顧者

｜人生目標｜無條件的愛人，喜歡別人感激他、需要他。

｜代表精油｜迷迭香、羅勒、真正鼠尾草、快樂鼠尾草、辣薄荷、青葉薄荷、百里香、香蜂草、甜馬鬱蘭、野馬鬱蘭、西洋蓍草、廣藿香、檸檬草、牛膝草、玫瑰草、薰衣草。

藥草類的人格特質，好心、堅定又可靠，極具服務精神，助人第一、樂善好施。對別人深感興趣，能進入他人生活是莫大榮幸。

茂盛的藥草：

・樂於居家，關心愛的事務，如慈善與人道方面的議題，也喜歡關心鄰里工作上的故事。

・面善心熱，會關心他人，看見他人的好處，希望他人成功。

・盡心盡力為人犧牲自已，易自貶身價。

乾枯的藥草：

・以他人的需要為已任，需要對方相等的回報，如感恩心。

・對幫助的對象，產生占有欲；讓對方產生罪惡感，而控制局面，變得疑心、憂鬱，甚至產生精神官能症。

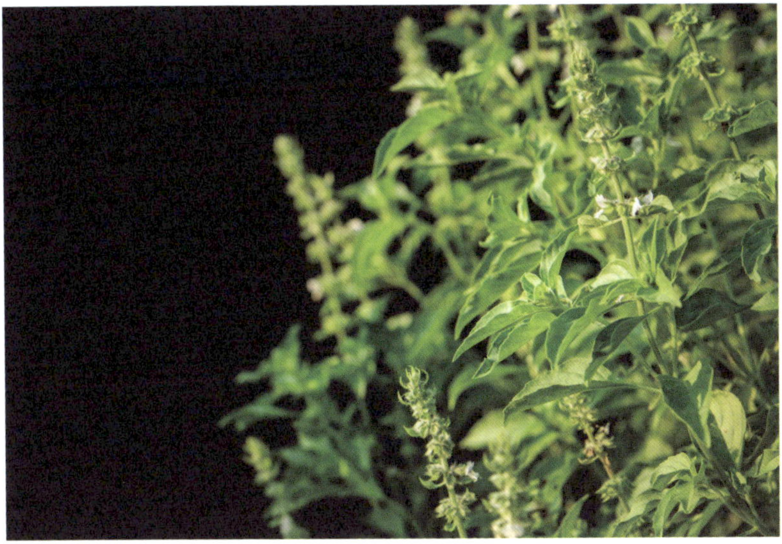

羅勒｜我勇於表達真正的自我

我在許多療癒師朋友或傳統女性（例如媽媽）身上都會看到藥草特質。在藥草人身邊你會覺得很有安全感，他們很有服務精神，讓人享受被照顧的幸福。我熟識的一位塔羅占星老師就是非常經典的藥草性格，他會為上課學生準備親手料理的家常菜；當朋友遇到困難，會幫忙想辦法、給意見或提供手上有的相關資源。他們喜歡幫助他人，鼓勵他人，被需要的需要讓他們很有成就感，有時候過度的把注意力放在幫助或照顧他人身上，而忘了自己也需要被呵護與照顧。對於藥草類型的人來說，保持身心健康是他們一生要注意的功課。

藥草類｜數字 6

植覺繪圖樣

象徵大自然療癒力的藥草，即使在繁忙的生活中也能尋得寧靜，透過指尖的自然之旅，讓我們置身草原和花海之間。

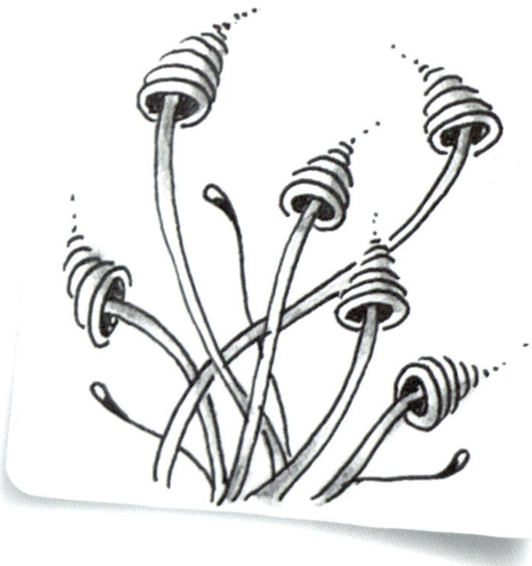

Tangle Pattern：ZINGER by Zentangle Inc.

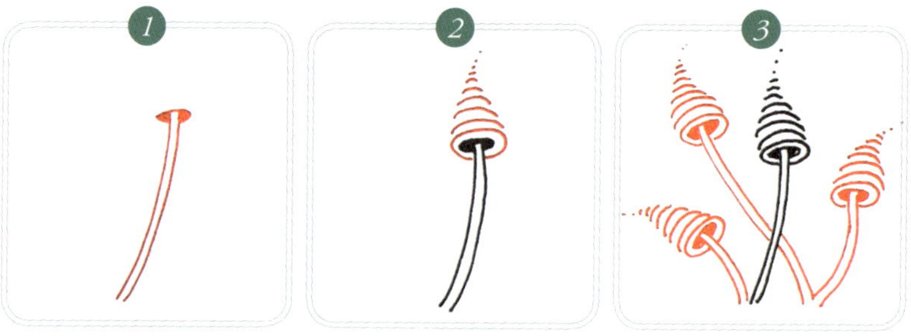

寫下你的香氣印象與感受

閉上眼睛，靜下心來，慢慢嗅聞藥草類精油香氣，感受香氣在鼻腔中蔓延，想像這香氣代表什麼樣的人？有什麼特質和性格？腦海中浮現的畫面是什麼？然後，請拿起筆跟著植覺繪圖樣進行手繪創作。

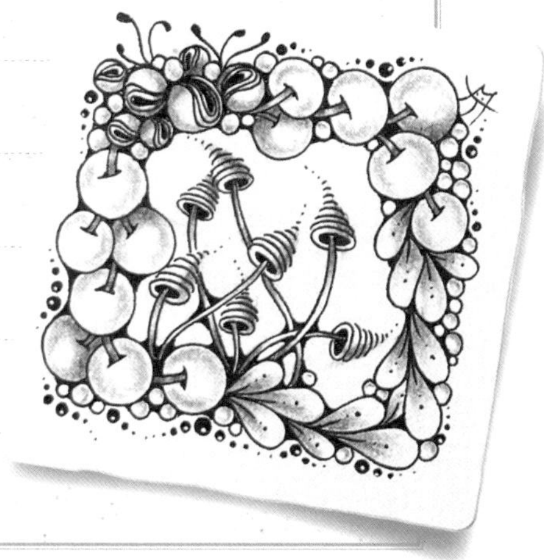

進階圖樣創作：結合數字 4＋6＋7＋8

創作你的香氣手繪

1

2

3

葉片類｜數字 7

博學多聞、觸類旁通的研究學者

｜人生目標｜關懷環境、高瞻遠矚，增長智慧。

｜代表精油｜尤加利、絲柏、苦橙葉、茶樹、月桂、綠花白千層、羅文莎葉、桃金娘、冬青、芳樟葉、玉蘭葉、芳枸葉、坤希草。

葉片類的人格特質，極度好奇、博學多聞，直覺敏銳。孜孜不倦徹底研究一個主題，考量每個細節。滿腦子新穎想法，多所發明。

油亮的葉片：

- 靈敏的多方學習，渴望探索所有事物，博學而多聞，可深度研究單一主題，卻不失全貌的呈現，如導演、小說家。
- 追求知識，具有獨到睿智的見解與詮釋。
- 興趣廣泛，思考多於行動力。

凋零的葉片

- 聰明過人；拒絕接受現實的事實時，理論性的「死鴨子嘴硬」硬槓到底。
- 如愛唱失敗論的隱士。

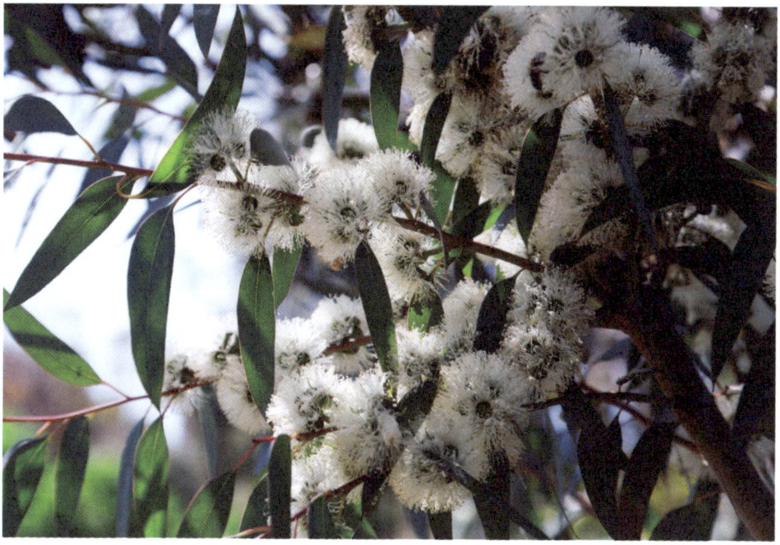

尤加利｜我擬定計畫並有系統地完成

近幾年在我的生活裡，出現了有趣的葉片人，他們對各種知識充滿好奇心，總是喜歡問「為什麼」，我對他們的描述就是打破砂鍋問到底。他們喜歡蒐集資訊並整理、研究，跟他們玩耍、聊天會很有趣，因為他們涉略很多知識，總有稀奇古怪的想法，喜歡各種嘗試，奇怪到讓人很想打開他們的腦袋，看看跟一般人有什麼不同。若是跟他們一起工作，會讓人非常痛苦，因為他們的前置準備真的太耗時了，需要很長的時間蒐集資訊、研究細節並歸納整理出他們能夠理解的系統，才願意開始著手行動。其實在準備的過程他們自己也是很著急的，只是他們必須經歷這個過程，否則就無法進行下一步。所以和葉片類型工作的人，真的要多點耐心和保持開放的心態，才能很好的完成工作。

葉片類｜數字 7

｜植覺繪圖樣｜

葉子是大自然的畫卷，展現生命多樣性的精彩，如同你、我，每片葉子都是獨一無二的，盡情享受大自然的獨特之美。

Tangle Pattern：FLUX by Zentangle Inc.

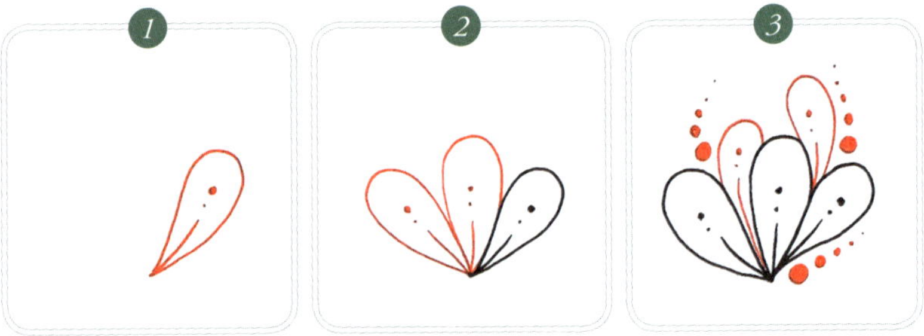

寫下你的香氣印象與感受

閉上眼睛，靜下心來，慢慢嗅聞葉片類精油香氣，感受香氣在鼻腔中蔓延，想像這香氣代表什麼樣的人？有什麼特質和性格？腦海中浮現的畫面是什麼？然後，請拿起筆跟著植覺繪圖樣進行手繪創作。

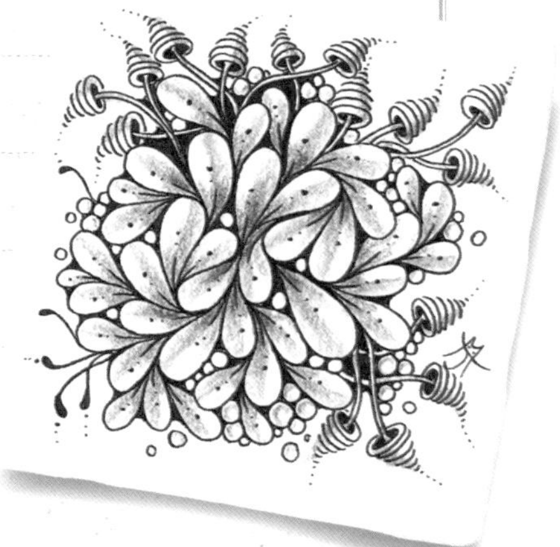

進階圖樣創作：結合數字 6+7

創作你的香氣手繪

1

2

3

種子類｜數字 8

洞察先機，直覺敏銳的先驅者

｜人生目標｜在自己與他人身上創造出美麗和理解。

｜代表精油｜茴香、芫荽籽、胡蘿蔔籽、蒔蘿、歐芹、肉豆蔻。

種子類的人格特質，敏銳、自覺、善體人意而又洞察先機。非常善於觀察，能準確的趨利避害。可以不斷重塑自我，如變色龍一般。坦承率真、有趣討喜。

肥美的種子：

- 敏銳，直覺強、洞燭先機，趨利避害。
- 如變色龍般善變，不斷的重塑自我，適應環境強。
- 極富個人色彩，溫文有禮，感性十足，對自已稍嫌大方，與人交談、易呈現交淺言深的種子特質。

乾扁的種子：

- 情緒大受打擊時，易陷入憂鬱，甚至沉溺、依賴於藥物或酒精或其他物質。
- 心力交疲下，傾向多疑，冷眼旁觀、自閉。

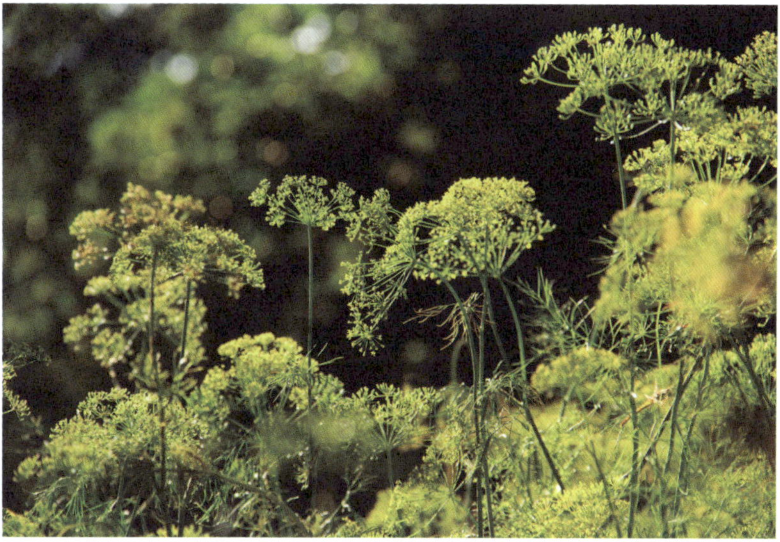

茴香｜我找到自己在世界的位置

我身邊的種子們大多是企業經營者或個人創業者，從以前公司的大老闆到現在熟識的老闆朋友，我發現他們共同的特點是，直覺力特別強大，熱衷神祕學或宗教，適應力極強，吃飯可以從米其林餐廳到夜市，出差住宿從五星級酒店到小旅店，他們都可以怡然自得，融入角色與環境。他們對於金錢的追求樂此不疲，喜歡創造財富，把錢用在自己身上，在能力範圍內日常吃穿都盡可能用到最好的，有時候會誇張到讓人留下「拜金」的印象。他們有時候描述事情會表現得比較誇大，讓人分不清楚到底說的是不是真的，所以有些時候對於種子們陳述的事情，還是打一點折會比較貼近事實。

種子類｜數字 8

｜植覺繪圖樣｜

種子是生命的起點，象徵新生和希望，蘊含生命奧祕，願我們時時保持對生命的敬畏和對未來的期許，盡享生機盎然的活力之源。

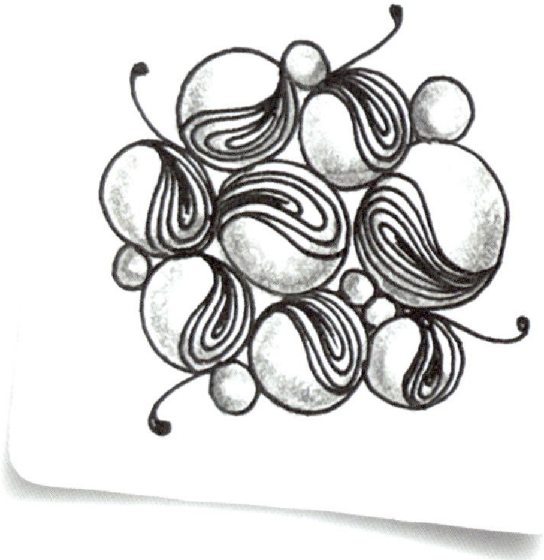

Tangle Pattern：CRUFFLE by Sandy Hunter, CZT

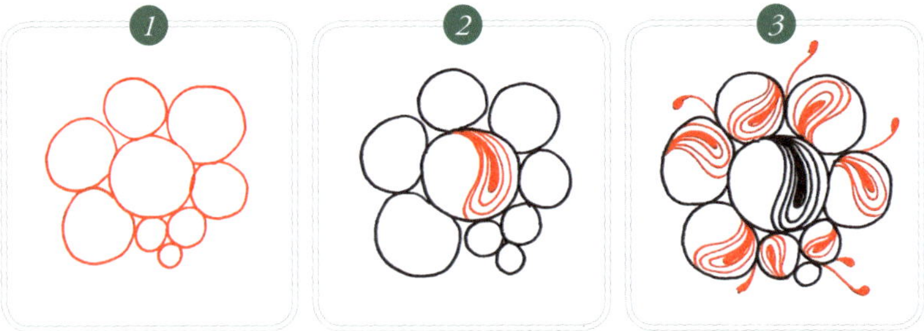

寫下你的香氣印象與感受

閉上眼睛，靜下心來，慢慢嗅聞種子類精油香氣，感受香氣在鼻腔中蔓延，想像這香氣代表什麼樣的人？有什麼特質和性格？腦海中浮現的畫面是什麼？然後，請拿起筆跟著植覺繪圖樣進行手繪創作。

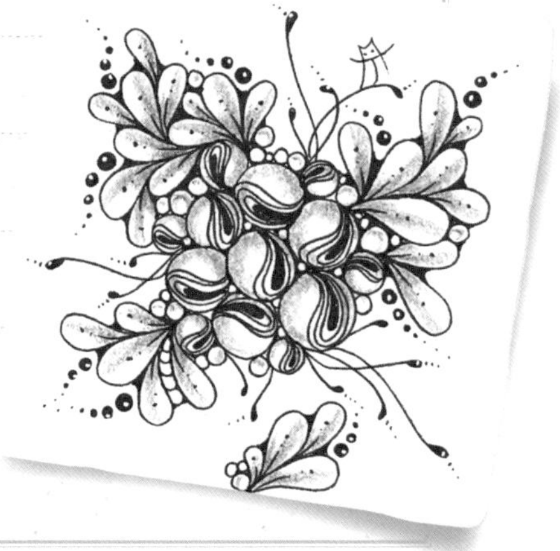

進階圖樣創作：結合數字 7＋8

創作你的香氣手繪

1

2

3

樹脂類｜數字 9

公平正義、超凡入聖的慈善夢想家

｜人生目標｜找到安身立命之所，展現決心與意志力。

｜代表精油｜乳香、沒藥、安息香、癒創木、秘魯香脂、古巴香脂、欖香脂、白松香、岩玫瑰。

樹脂類人格特質，最關注道德、真理和正義，以對錯之分指引他們的生活。超凡入聖是目標，自我要求非常高，但具有與人為善的胸懷，讓人尊敬又不會有壓力。

結晶的樹脂：

- 追求精神層面，喜愛探討愛與輪迴等屬靈的生活。
- 超凡入聖的行為準則，重視公平與正義，具有法官的特質。
- 具崇高的宗教入世理念，忽略人生而流於枯燥，調入花朵類精油性格可獲得平衡。

乾裂的樹脂：

- 道德中的過失，易導致對人對已的失望、羞愧、自責。
- 體認與接受人非聖賢，孰能無過。

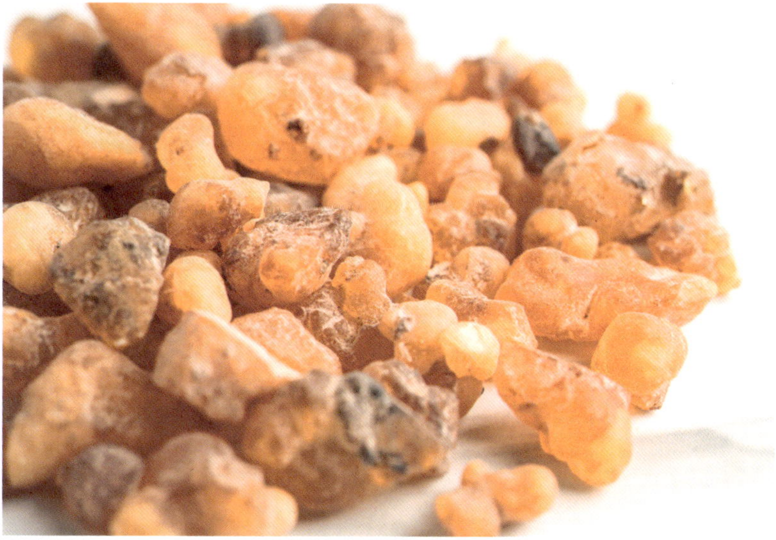

乳香｜我與光連結並受天使的保護

樹脂類的人們，經常讓人摸不著腦袋，他們也是九種植物人格裡最極端的一群。他們可能具有慈悲憫人的大愛，對於小動物或者弱者傾全力付出，不會去計較自己的付出是否能得到相對應的回報。他們也可能是懷揣夢想、心懷宇宙的大夢想家，在他們與眾不同的腦袋裡，沒有什麼是不可能的，有時候語不驚人死不休，讓人猝不及防的展現方式，也總是讓人印象深刻。我身邊的樹脂們腦袋裡有太多精彩的想法，然而想法只是想法，就像水晶球裡無法觸碰的美好景象，唯有努力去實踐，這些美夢才能成真，這個世界才能成為樹脂們期待的世界大同。

樹脂類｜數字 9

植覺繪圖樣

每滴樹脂都蘊含古老的智慧和神祕力量，帶給人們內心的寧靜與安定，沈浸在香氣中，感受靈性與神性智慧的啟迪。

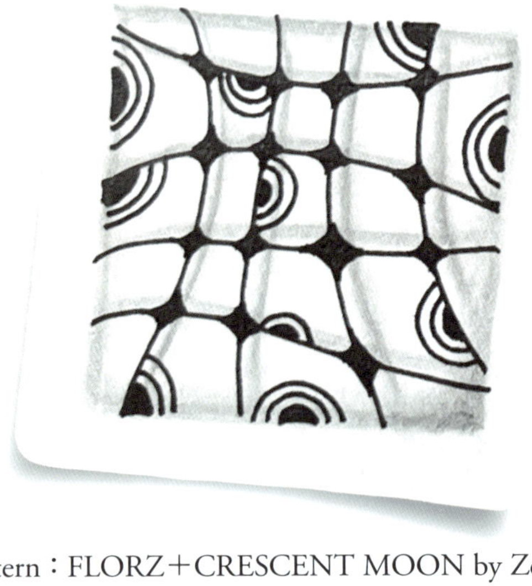

Tangle Pattern：FLORZ＋CRESCENT MOON by Zentangle Inc.

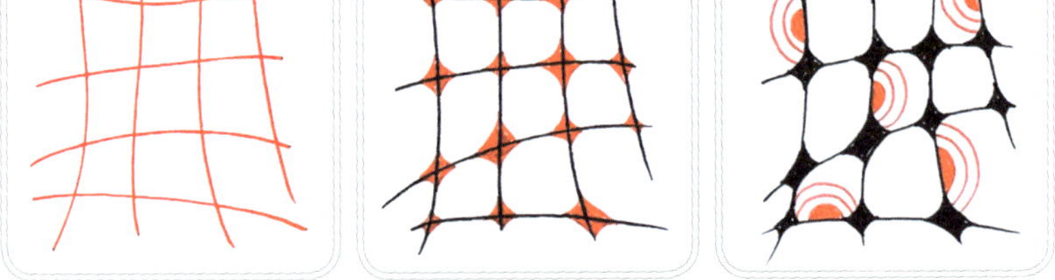

寫下你的香氣印象與感受

閉上眼睛，靜下心來，慢慢嗅聞樹脂類精油香氣，感受香氣在鼻腔中蔓延，想像這香氣代表什麼樣的人？有什麼特質和性格？腦海中浮現的畫面是什麼？然後，請拿起筆跟著植覺繪圖樣進行手繪創作。

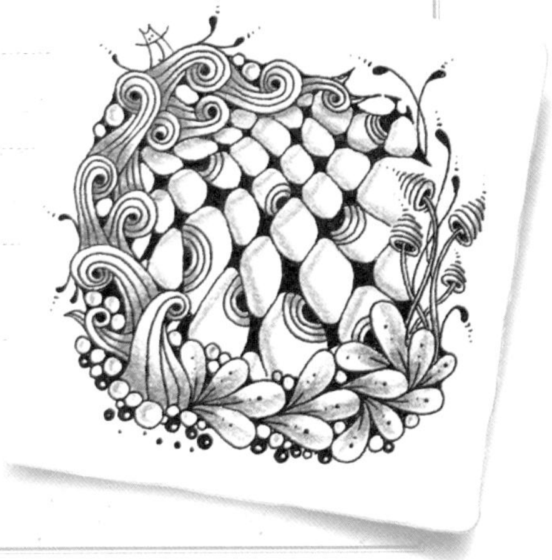

進階圖樣創作：結合數字 2+6+7+9

創作你的香氣手繪

1

2

3

九大類植物精油使用方式

1.木質類（勇氣）

・**代表精油：**大西洋雪松、花梨木、松、黑雲杉、檀香

連接天與地的樹木可以幫助連接頂輪與海底輪的能量，補充生命所需的能量與活力，幫助我們接地，真實的活著。

使用方式：木質類香氣可以擴香或 **1** 滴掌心搓熱嗅聞搭配冥想靜心、**5-10** 滴用來泡澡或泡腳或者稀釋後塗抹下半身。

2.根部類（和諧）

・**代表精油：**薑、歐白芷、岩蘭草

深植大地的根部類，幫助我們與大地母親的連結，有助於強化海底輪的能量，讓我們得到生存所需的物質滿足與腳踏實地的安全感。

使用方式：根部類香氣可以 **1** 滴純油塗抹腳底、**5-10** 滴用來泡澡或泡腳或者稀釋後塗抹下半身。

3.花朵類（綻放）

- **代表精油：**天竺葵、玫瑰、茉莉、橙花、洋甘菊、伊蘭、永久花、薰衣草、桂花

花朵是植物的生殖系統，是孕育新生命重要之處，也是與他人情感交流互動的開始，有助於調整生殖輪與心輪的能量，能調理生殖系統、激發創造力並且能感同身受，有愛與被愛的能力。

使用方式：花朵類香氣可以 **1** 滴純油點塗於內觀穴、掌心搓熱深呼吸或者稀釋後塗抹在心輪（胸肺區）與生殖輪（肚臍附近）。

4.果實類（安然）

- **代表精油：**佛手柑、葡萄柚、檸檬、甜橙、橘子、萊姆、杜松子

果實類的香氣可以給人們豐盛、豐收的聯想，同時也能為人們帶來好心情，幫助鬱結停滯的能量重新啟動，可同時作用在消化系統與情緒調整，有助於提升太陽神經叢與心輪能量的流動。

使用方式：果實類香氣可使用薰香器空間擴香、**1** 滴純油點塗於內觀穴、掌心搓熱深呼吸或者稀釋後塗抹在心輪（胸肺區）與太陽神經叢（橫隔膜以下、肚臍以上）。

5.辛香類（熱情）

・**代表精油：**黑胡椒、 香草、肉桂、丁香 、肉豆蔻、茴香、薑、芫荽

來自廚房的辛香類香氣，自古以來就是消化系統的守護神，甜美熱情的香氣，能很好的幫助人們活在當下，享受生命的美好，有助於強化太陽神經叢與生殖輪的能量。

使用方式：香料類香氣可以 **1** 滴純油於掌心搓熱深呼吸或者稀釋後塗抹在太陽神經叢（橫隔膜以下、肚臍以上）與生殖輪（肚臍附近）。

6.藥草類（關愛）

・**代表精油：**迷迭香、羅勒、鼠尾草、薄荷、百里香、香蜂草、甜馬鬱蘭、西洋蓍草、廣藿香、檸檬草

藥草類是最經典的療癒香氣，自古以來就 是人類生活中不可缺少的重要部分，涵蓋範圍很廣，可以提供人們從頭到腳以及身心靈的呵護。從海底輪到頂輪的各個能量調整，都可以在藥草類中找到合適的療癒夥伴。

使用方式：藥草類香氣可以使用 **8-10** 滴進行全身泡浴，或是稀釋後進行全身按摩。

7.葉片類（智慧）

・**代表精油：**尤加利、絲柏、苦橙葉、茶樹、月桂、綠花白千層、羅文莎葉、桃金娘、冬青

葉片類代表植物的呼吸系統，帶有輕快涼爽的香氣，對於耳鼻喉都有益處，像是人體第一道防線的戰士們，守護著我們的健康，適合用來調整心輪（對應呼吸道）、喉輪與眉心輪的能量運作。

使用方式：葉片類香氣可以使用 **1** 滴純油於掌心搓熱深呼吸或稀釋後塗抹在太陽穴、風池、風府、耳後淋巴結及前胸後背等位置。

8.種子類（靈感）

・**代表精油：**茴香、芫荽、香草、肉豆蔻

每棵植物都是由一粒種子開始，神奇的種子蘊含無窮盡的潛力與能量，那是生命開始與結束的地方，許多種子類的香氣同時也是香料類，可以帶來非常深層強大的療癒，甚至療癒來自前世的業力，可以用來調整生殖輪、太陽神經叢、眉心輪與頂輪的能量。

使用方式：種子類香氣可使用 **1** 滴純油於掌心搓熱深呼吸搭配靜心冥想或稀釋後塗抹在太陽神經叢（橫隔膜以下、肚臍以上）與生殖輪（肚臍附近）。

9.樹脂類（幸運）

・代表精油：乳香、安息香、沒藥、岩玫瑰

樹脂是植物受傷後分泌療癒自我的物質，也是自古以來各大宗教用來取悅神靈的神聖香氣，與種子類一樣具有強大的療癒力，除了進行深層與跨時空的療癒，也能幫助我們與萬有的連結，連接天地，適合用在海底輪與頂輪的療癒。

使用方式：樹脂類香氣可使用 1 滴純油於掌心搓熱深呼吸搭配靜心冥想或使用薰香器擴香創造神聖空間。

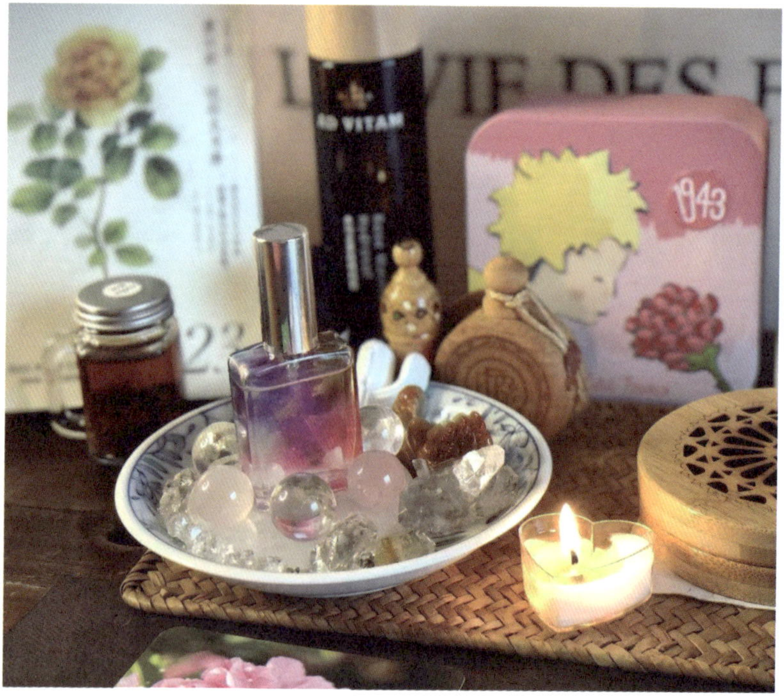

Part 3

植物療癒入門

植物精油就是植物的靈魂和能量，化身為香氣精靈裝在瓶罐裡，時時守護人們的身心靈。

玻璃瓶裡的療癒精靈

藥草植物療法並非新興的自然療法，而是人類已經使用千年以上的傳統治療方式。**1975** 年，考古學家在伊拉克發現了六萬年前尼安德人已經懂得使用西洋蓍草、矢車菊、蜀葵等藥草植物的萃取物，這些藥草仍是現代芳香療法或藥草治療中經常使用的藥草。

時至今日，拜科技進步之賜，我們得以更有效率的使用藥草植物精華，透過現代萃取技術，以精油這種高濃縮的狀態收集在深色的玻璃瓶中，療癒個案時則透過薰香、泡澡或塗抹等使用方式進行簡單又有效的身心保養，這就是現代極為流行的芳香療法。

在生活中，我們更是與芳香植物息息相關。習慣用含有薄荷成分的漱口水揭開清新的早晨，午餐喜歡以充滿羅勒香料的義大利料理來補充能量，午後也許來一杯含有肉桂甜美香氣的卡布奇諾提神，到了夜晚，再用薰衣草沐浴精抒解一天的疲勞，進入甜美夢鄉，為忙碌的一天劃下完美的句點。

我認為植物精油就是植物的靈魂和能量，化身為香氣精靈裝在瓶罐裡，時時守護人們的身心靈。使用芳香療法 **20** 年，更有幸得以投入芳療教育的工作，身為講師後，能與更多學生分享植物的神奇療癒故事。尤其近幾年，對於芳療的認識由最初的生理照護（例如頭痛、消化不良等）進入心理與靈性層面的調整，有許多故事深深打動我。

能與芳香相遇的我，深感幸福，希望有更多人可以跟我一起享受芳香滿溢的幸福生活。大家可以從品味植物香氣開始改變，只要全心相信植物香氣的療癒能量，你會發現：你，可以提升更好的自己！

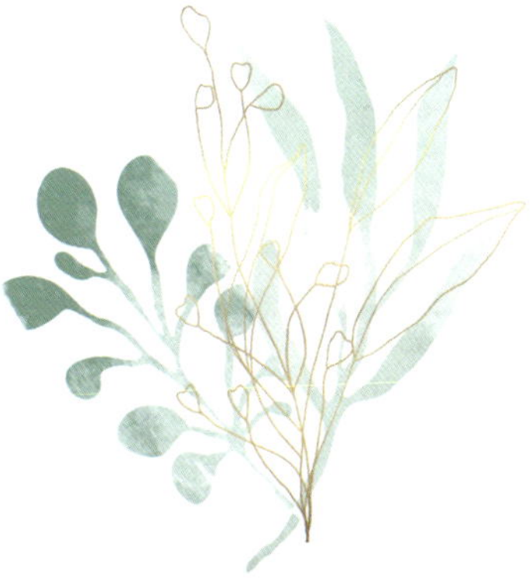

人類與芳香植物

人們的嗅覺與生存能力息息相關，透過靈敏的嗅覺可以找到食物、避開猛獸的攻擊，可以吸引異性繁殖下一代。遠古時代人們就非常懂得運用芳香植物，我們甚至可以說最早的芳療師是巫醫。古時候宗教與醫學是結合的，巫師不但替人們祈福消災，也運用植物替人們治病，他們透過焚香、舞蹈、咒語等各種方式驅除魔鬼，在聚落中地位崇高，頗受尊敬。

除了運用植物來焚香祭拜，古希臘羅馬時代的人們開始用芳香植物來清潔身體，或是將天然植物的芳香物質萃取出來，製成香油膏塗抹在身上。除了讓自己散發香味、心情愉快，同時也是社會階級的象徵，因為只有貴族或有錢人才用的起香水。到了現代，拜工業發達之賜，現代香水多為人工合成，生產量大、價格便宜，香氣逐漸變成平易近人的生活用品。

香料植物也大量運用在料理食物，義大利或地中海料理經常運用迷迭香、野馬鬱蘭、百里香、鼠尾草等香料增添食物風味。研究顯示這些植物具有抗氧化、抗菌等功效，不論是對食物風味提升還是促進人體健康都很有益處。

傳統的古老醫學也運用藥草植物來治病，例如中國的中醫及印度的阿育吠陀，這種治療方式也演化成為一種生活方式與文化，與人民的生活息息相關。例如中醫的食療，在冬至時會以麻油雞或薑母鴨這類溫暖的食物來促進人體循環，婦女在產後會以特定的食物來幫助恢復體力並改善體質。

近代研究發現，透過嗅覺可以刺激腦部的邊緣系統，也就是與生存本能相關的「動物腦」。邊緣系統主導情緒、記憶、內分泌，也與自律神經的平衡及調控有關。透過嗅吸特定香氣可以讓人感覺放鬆、集中注意力或者心情愉快，因此現代芳香療法除了在居家保健與芳香美容運用外，在芳香心理學上也逐漸嶄露頭角。

在忙碌生活中放鬆身心

現代人的生活節奏越來越快，壓力也越來越大，許多人在長期高壓的工作和生活下容易感到疲憊和焦慮。芳香療法是一種可以幫助人們放鬆身心、減輕壓力、提高心情和增強免疫力的自然療法。

芳香療法是利用植物的芳香物質（精油）對身心進行療癒。精油可以透過皮膚吸收、吸入和食用等多種方式使用，幫助人們放鬆身心、緩解焦慮、增強免疫力和促進身體的自然療癒能力。芳香療法是一種簡單而有效的自然療法，可以應用於日常生活中，並且不會對身體產生負面影響。

可以運用以下的方式進行芳香療癒：

精油按摩：將 **2～6** 滴的精油滴在 **10**ml 植物基底油中，進行局部按摩可以幫助緩解身體的疲勞和疼痛，促進血液循環。可以選用適合自己的數字精油。

精油擴散：使用擴香器將精油散發到空氣中，可以幫助緩解焦慮、改善睡眠質量、提高注意力和專注力。

芳香浴：將適量的精油滴入浴缸中，進行芳香浴可以幫助身體放鬆、舒緩肌肉、促進新陳代謝。

芳香療法可以為人們帶來的好處包括：

放鬆身心：芳香療法可以幫助人們放鬆身心，減輕壓力和焦慮，提高睡眠質量。一些精油如薰衣草、甜橙和洋甘菊被認為具有鎮靜和放鬆的效果，讓人們感到更加平靜和放鬆。

改善情緒：精油中的成分可以直接進入人體，透過嗅覺系統進入大腦，進而影響人的情緒和行為。例如柑橘類精油具有提升心情的效果，能夠幫助人們擺脫憂鬱和焦慮。

增強免疫力：有些精油具有殺菌、抗病毒和抗菌的效果，能夠幫助人們增強免疫力，預防和治療疾病。例如茶樹精油被廣泛用於治療感染和炎症，薰衣草精油可以幫助治療皮膚刺激和疼痛。

改善皮膚健康：精油可以直接應用在皮膚上，幫助改善皮膚健康。例如薰衣草精油可以幫助治療皮膚刺激和疼痛，檸檬精油可以幫助減少皮脂分泌和治療暗瘡。

促進消化：有些精油可以促進消化系統的健康，幫助消化和減少腸胃不適。例如薑精油可以幫助減輕腸胃不適和胃灼熱。

提高注意力和專注力：有些精油具有提高注意力和專注力的效果，幫助人們在學習和工作中更加集中精神。例如迷迭香精油和薄荷精油具有提高注意力和專注力的效果。

傳統的芳香療法學習方式可能需要掌握許多專業知識，包括精油化學、生理解剖、植物學等，讓許多人感到無從下手。但現在，我們可以透過植物人格特質和生命數字，以更有趣、更輕鬆的方式開始使用芳香療法。

生命數字的植物人格特質，可以讓你更加了解自己的人格特質與天賦，透過個人特性結合芳香心理學與植物能量學，所調配的獨特身心處方，可以隨時依據需要提供所需的療癒。例如需要執行力可以借用木質調的香氣，需要創意可以使用花朵類的香氣，需要被療癒力則可以使用藥草類的香氣。

這兩種工具的搭配，能讓你更加輕鬆地掌握芳香療法的精髓。你不再需要花費大量時間和精力去學習各種專業知識，只需要透過植物香氣和生命數字，就可以找到最適合自己的療癒方案。

我推薦把需要的植物香氣調配成複方精油後，能以薰香、泡澡或稀釋成按摩油等方式更方便的使用，而我最喜歡的是調製成精油能量香水或能量噴霧（後面章節將會更詳細地為大家介紹如何調配與使用芳香身心調配產品）。

植物人格特質和生命數字可以讓你在學習芳香療法的過程中更加有趣、輕鬆，幫助你找到最適合自己的精油處方。現在，就讓我們一起開始這段美妙的療癒旅程吧！

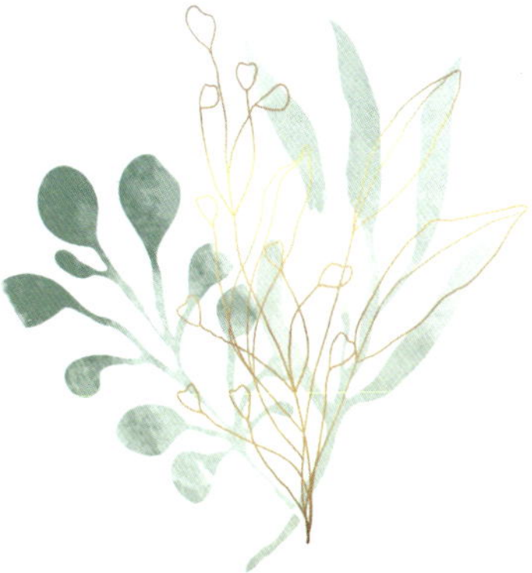

精油從何而來？

植物沒辦法移動，那要如何繁殖呢？答案是透過動物的幫忙，植物分泌吸引動物的香氣，例如蜜蜂採集花蜜，在過程中幫助植物完成授粉的動作，完成交配得以延續下一代。那又要如何躲過外在攻擊或疾病呢？也是透過香氣，分泌出動物不喜歡的香氣，讓動物不敢接近；也透過香氣來避免黴菌、病毒的入侵或自行療癒受傷的部分。你曾經在樹幹上看到突起的樹瘤嗎？這就是植物醫治自己的證據喔！

植物分泌的這些香氣含有天然化學分子，這些化學分子具有神奇的療癒力，不僅療癒植物也可以療癒人類，這些有效成分便是精油所在。這些天然的芳香化學分子也是現代藥學的模仿起源，例如阿斯匹靈，就是模擬冬青樹提取出來的水楊酸甲酯的人工合成物。

精油就是這些植物的天然化學提取物質，透過蒸汽蒸餾、機械壓榨、溶劑萃取等方式從植物的花、葉、果實、根、樹皮等部位中提煉出來。它們是植物自身的防禦機制，用來吸引有益的昆蟲和抵禦有害的病菌和害蟲。而這些精油對植物本身及人類都帶來了許多好處。

精油在人類生活中的應用非常廣泛。在古代，人們就已經開始使用植物的精油作為藥物、香水和清潔用品。在古希臘和古羅馬時代，精油是一種高雅的象徵，只有貴族和富人才能使用。而現代，精油已經成為了一種普及的產品，適用於各種場合和用途。

水蒸餾法（Distillation）

如何從有形的植物轉化為液態濃縮的精油呢？答案是透過萃取，其中最常見的是以水蒸餾萃取的方式來取得精油，透過加熱讓水轉化為水蒸氣將植物精油溶解，再以冷水使水蒸氣迅速凝結，還原後利用水油比重不同，得到上層的精油及下層的

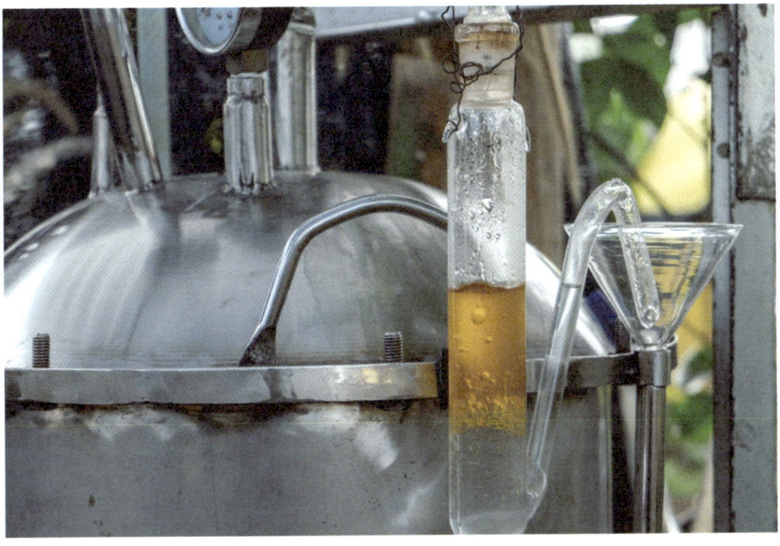

精露（或稱純露、花水）。精油是植物不溶於水的部分，精露裡則含有植物溶於水的化學成分。因此嚴格說來，將植物精油與精露加在一起使用才能夠真正使用百分百的植物精華。

基於此特質，可以得知精油是高度濃縮的精質，並且無法充分溶解在水裡，必須透過其他介質的幫助來稀釋使用，比如植物油或酒精。坊間有一些品牌推薦日常保養以數滴純精油直接稀釋在水裡或舌下內服，這是非常不負責任且危險的作法，因為純精油會黏附在食道跟消化道黏膜上造成灼傷，長期內服使用也會造成肝腎負擔，對於身體而言是不可逆轉的傷害，要謹慎小心！

少數芳療派別（如法系芳療醫學）可能建議在急症發生時，可採用短期間內服或高劑量使用等方法。不過，如果不是經過專業培訓的芳香治療師或者對於精油作用人體的機轉不是非常確認，最好不要輕易嘗試內服。一般居家保健建議以稀釋後塗抹、泡浴或透過香氣嗅聞等方式，可同時保障療癒效果與安全。

壓榨法（Expression）

壓榨法是另一種提取精油的方式，尤其適用於柑橘類植物，廣受大眾喜愛的柑橘類精油，易受高溫影響，其豐富的精油儲存於果皮中，故採用壓榨法取得精油。這種方法獲得的精油質量高，味道也比較濃郁。過去，人們使用人力來壓榨柑橘類植物的果皮，缺點是柑橘精油具有強效腐蝕性，工人需要忍受手部刺激和灼痛感。現在，隨著科技進步，人們使用機器來壓榨柑橘類植物的果皮，以提高效率和安全性。

要特別注意的是，部分柑橘類精油含有一種化學成分叫做呋喃香豆素（furanocoumarins），這種成分容易引起光敏反應。因此用於皮膚保養時，建議白天宜低劑量或僅在夜間使用，以避免產生光敏反應。若是用在情緒吸入或者製作精油能量香水使用，則不會有光敏反應的顧慮。

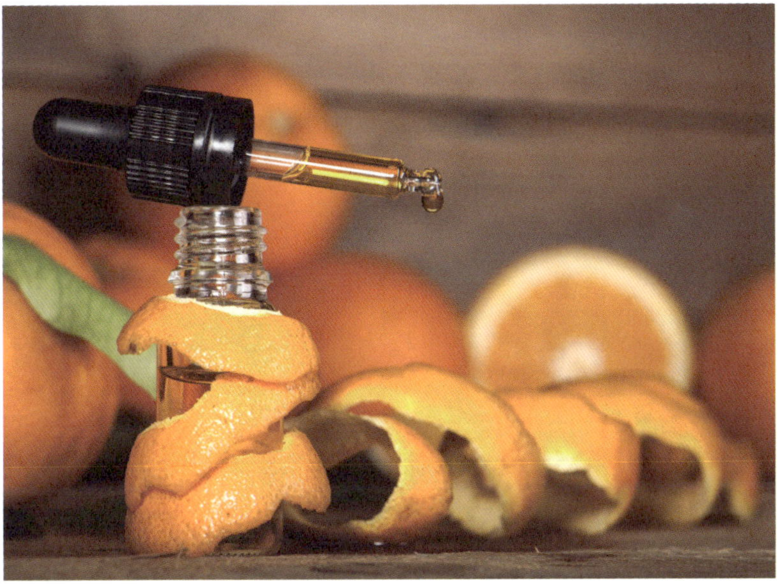

脂吸法（Enfleurage）

珍貴花瓣精油傳統使用的萃取法是脂吸法，用於脆弱的花朵萃取，例如茉莉、晚香玉等精油，此法非常耗費人力，現代已很少使用，改用溶劑萃取法替代。脂吸法必須先將動物脂肪搗碎變軟，鋪在玻璃盤上，再密集鋪上花瓣，花瓣必須一直置換，直至脂肪吸取了花瓣裡的精油。產生的油脂混合物稱為香膏或香脂（Pomade），再以酒精將脂肪消除，剩下的萃取物稱為原精（Absolute）。

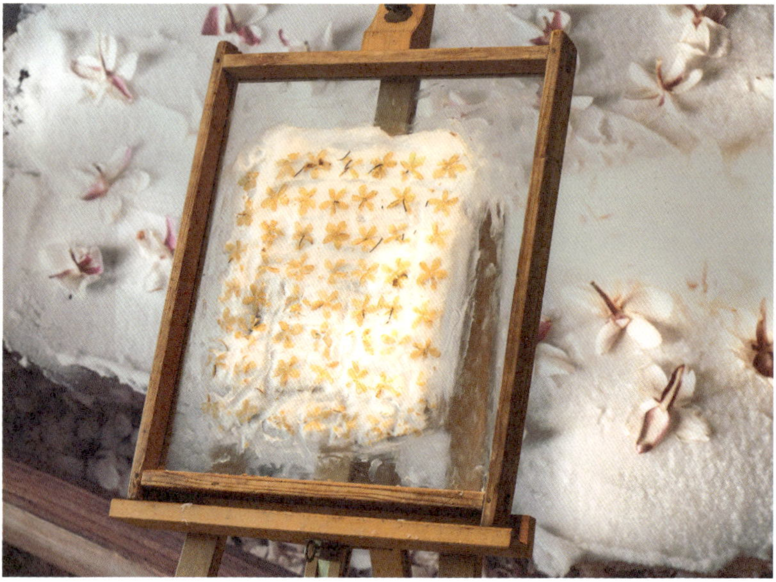

溶劑萃取法（Solvent Extraction）

溶劑萃取是由法國化學家兼藥劑師於 **1835** 年首先運用在花瓣精油的萃取上，之後廣為流行並取代昂貴人工的脂吸法。先注入溶劑（例如苯、石油醚及己烷）將精油溶解，產生的混合物稱為凝香體（通常為一半蠟、一半精油）。然後於凝香體中注入溶劑溶解蠟（通常使用乙醇），最後再讓乙醇揮發，就能得到精油。但是此法會有溶劑殘留的危險，不適合用來內服。芳療國際組織規定溶劑殘留需低於百萬分之 **10**（**10**pmm），才能於芳香治療使用。

同種植物使用不同萃取法，會產生不同化學分子的精油，價格也不同，最讓入門者混淆不清的例子是玫瑰精油。

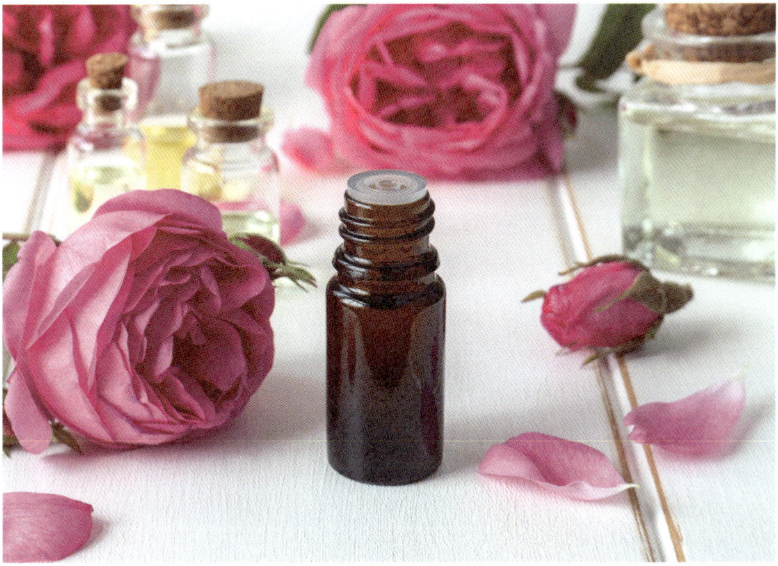

例如大馬士革玫瑰（Rosa damascena），若是利用水蒸餾萃取則一般標示為「Rose otto」，即俗稱的奧圖玫瑰或是保加利亞玫瑰，精油的顏色是水色，味道清雅甜美；若是利用溶劑萃取的則標示為「Rose abs」，就是一般稱為玫瑰原精或是摩洛哥玫瑰，精油顏色呈現深橘紅色，香氣濃郁熱情。

超臨界萃取法（CO_2 Extraction）

這是一種創新的萃取法，使得香料、香水業及芳香療法有重大的進展。利用 CO_2 二氧化碳在不同壓力與溫度下產生不同狀態的特性來萃取精油，當溫度控制在 **31**℃時，在特定壓力下 CO_2 會變為液態，溶解出藥草所含的精油，在釋放壓力後 CO_2 轉化成氣體，就可以得到植物完整的精油成分，並且不會有容易殘留的危機。但是因為設備昂貴，過程與技術複雜，經由 CO_2 超臨界萃取的精油成本較高，能夠生產的廠商有限，所以目前市場上產量不多。

不同萃取取得的同種精油化學成分大不同，例如水蒸餾萃取的德國洋甘菊在萃取過程中產生天藍烴（Chamazulene），因此呈現深藍色，CO_2 超臨界萃取有存在植物中的母菊素（Matricine），使 CO_2 萃取的精油具藍綠色，且具有更強的抗炎效果。

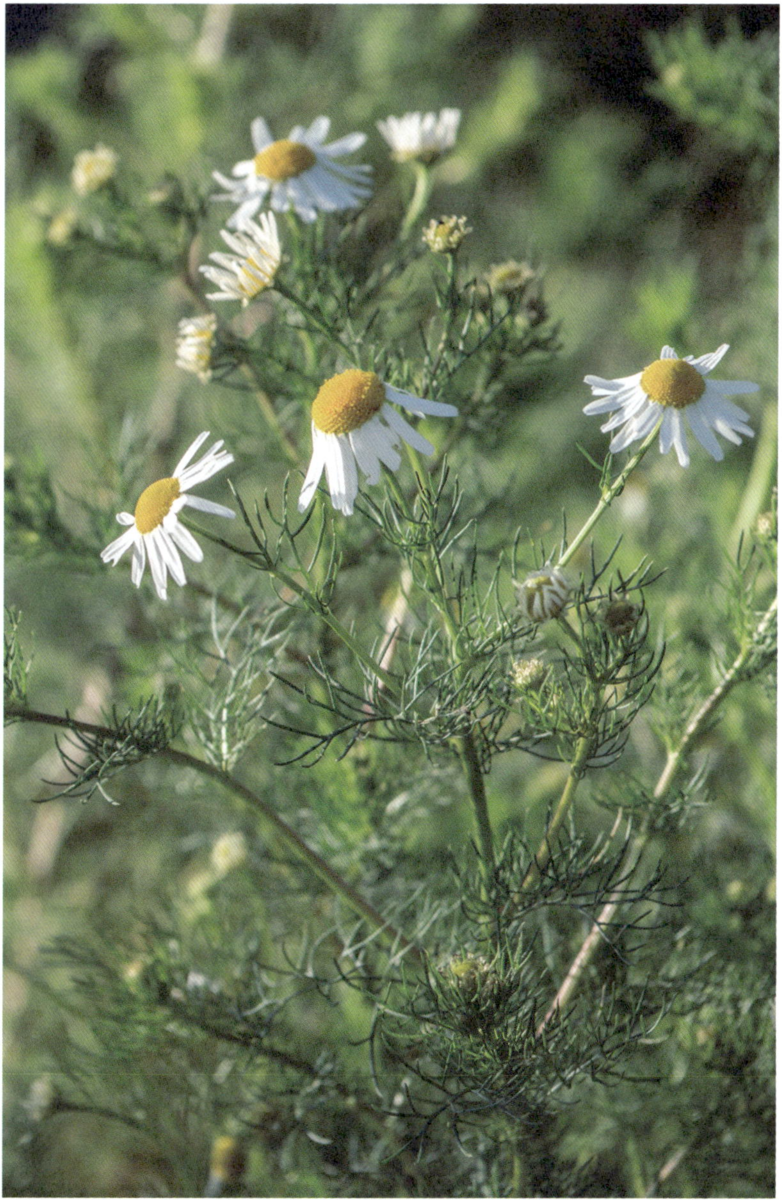

浸泡法（Maceration／Tincture）

有少數芳香植物的精油含量不高，若是萃取成 **100%** 純精油單價高、產量少，很難商品化，因此廠商會採用浸泡法萃取出具有藥性的浸泡液，常見的有：山金車、聖約翰草（金絲桃）、金盞花、積雪草（雷公根）等。平常在居家生活中也可透過簡單的 DIY，自己做出芳香藥油、芳香藥酒或藥草酊劑。這種簡易萃取法是透過植物油、酒精或醋等介質將植物中的藥性溶解出來，民間經常使用的中藥酒、水果醋或是推拿藥酒都是相同原理的應用。

值得注意的是，儘管精油擁有許多健康和美容益處，但使用精油時應謹慎。精油通常是高度濃縮的，在使用前需進行稀釋，以避免皮膚刺激或其他不良反應。

此外，某些精油可能與某些藥物產生相互作用，因此在使用之前應諮詢醫生的建議。購買精油時，消費者應該注意選擇來自可靠製造商的高品質產品，並遵循安全使用指南。

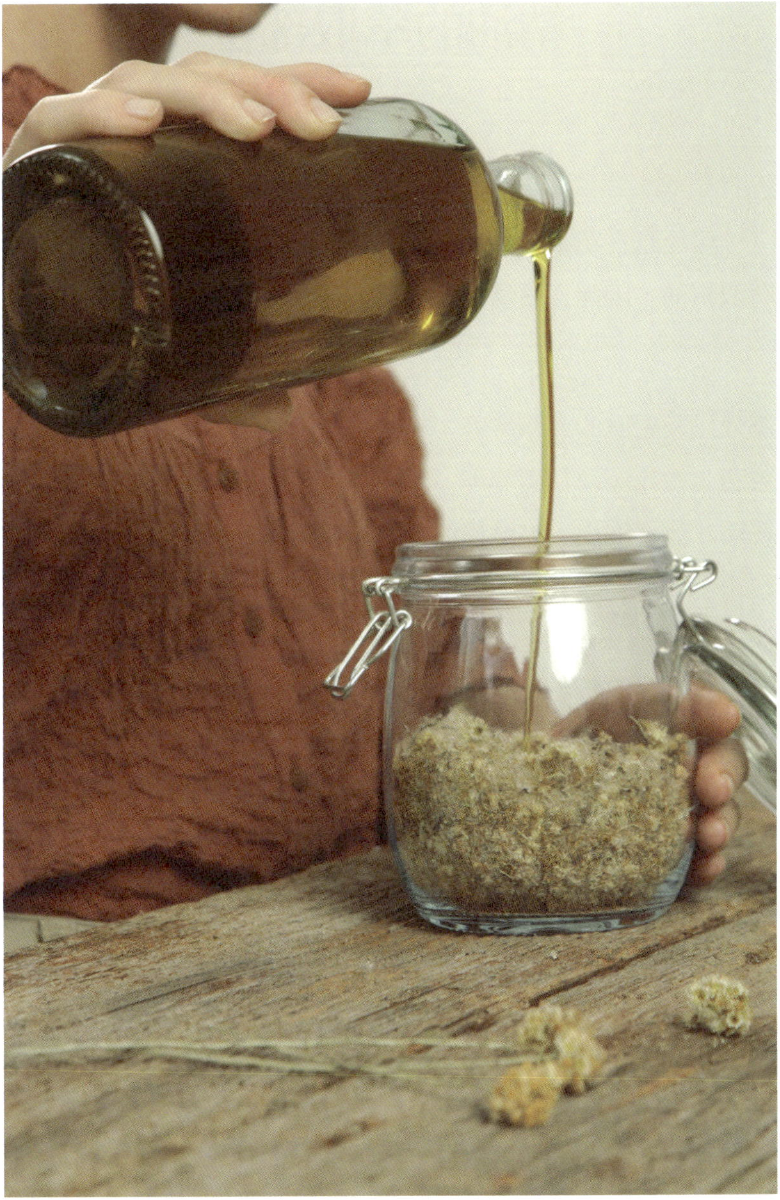

精油的萃取部位

可能是在花朵、果實、樹葉、根、木心、種子甚至是樹脂萃取精油，因此含油量也會有所不同，價格也有極大的差異。

由於萃取部位不同產生揮發速率不同，也使精油各具不同療效以及對應的人格特質。舉例來說，花朵萃取精油有玫瑰、茉莉、橙花、洋甘菊等等，因為花瓣含油量少，因此需要很多花瓣才能萃取出一點點精油，價格相對昂貴，可能是一般精油（如薰衣草）的 **10～20** 倍價格。花瓣是植物的生殖器官，對於人體生殖系統具有調整及療癒效果；花瓣精油屬於中板揮發，其香氣可持續 **2～3** 小時，很適合調配處方時運用於中間香調，可讓處方的香氣更加圓融飽滿。花朵的人格特質追求完美、注重外在形象，是追求事事滿分的超完美主義者（光是從萃取部位就可以了解精油的很多面向，很有趣吧）。

苦橙是很特別的芳香植物，在不同部位可以萃取出不同精油，苦橙的葉子可以萃取出回青橙（Petitgrain）精油，果實可以萃取出苦橙（Bitter Orange）精油，花朵則可萃取出橙花（Neroli）精油。可以試著將這三種精油調和在一起，會產生非常融合、清新的香氣，是很受歡迎的香氣，在許多護膚美容保養品中都可以發現橙相關的配方。

萃取部位與香氣療癒、人格特質對照表

以下整理了人格特質與萃取部位、揮發速率、療癒力的對照表，幫助你更快進入精油的美妙世界。

揮發速率	萃取部位	代表精油	療癒效果	人格特質
慢板	樹木	檀香／花梨木／雪松／松／黑雲杉	【鎮定放鬆】調控自律神經／回春	開創執行者 數字 1
慢板	根部	薑／岩蘭草／歐白芷／鳶尾根	【鎮定放鬆】調控自律神經／回春	協調平衡者 數字 2
慢板	樹脂	沒藥／乳香／安息香／古巴香脂	【鎮定放鬆】調控自律神經／回春	夢想主義者 數字 9
中板	花朵	玫瑰／茉莉／橙花／洋甘菊／桂花	【平衡舒緩】五臟六腑／平衡身心	完美主義者 數字 3
中板	藥草	羅勒／迷迭香／薰衣草／快樂鼠尾草	【平衡舒緩】五臟六腑／平衡身心	關懷主義者 數字 6
中板	種子	茴香／胡蘿蔔籽／芫荽種子	【平衡舒緩】五臟六腑／平衡身心	謹慎懷疑者 數字 8
快板	果實	檸檬／橘子／甜橙／佛手柑／杜松子	【活化激勵】提振心腦部及情緒	腳踏實地者 數字 4
快板	香料	丁香／肉桂／豆蔻／肉豆蔻／黑胡椒	【活化激勵】提振心腦部及情緒	自由享樂者 數字 5
快板	葉片	尤加利／辣薄荷／檸檬草／青葉薄荷	【活化激勵】提振心腦部及情緒	理智觀察者 數字 7

使用植物精華的方式

精油是植物精華高度濃縮的物質，透過時空的轉換，經歷天地靈氣與水火的淬煉，也同時存有精細的能量與信息。在精油中可同時得到物質、信息與能量三個層面的療癒力，也可以說精油具有超越時空的能量轉換與療癒身心靈的效果。

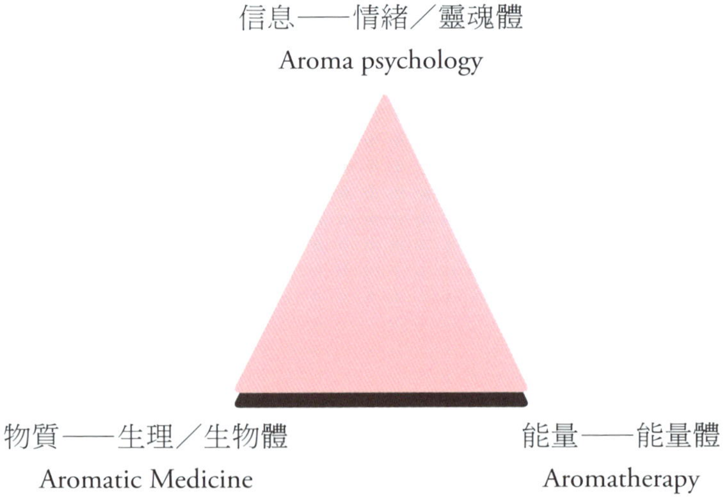

從植物生長到提取精油的過程歷經火、土、水、風四大元素，如同古代的煉金術，同時也是一場植物療癒力的時空轉換過程。新鮮的藥草透過水加熱成蒸氣帶出植物的療癒精華，不僅由固態轉為液態，也形成高濃縮的精油與帶有植物訊息的精

露。當我們使用這些歷經時空轉換的療癒精靈，我們可以閉上眼睛去感受植物的香氣、稀釋後塗抹在身上的觸感，想像在南法陽光下的薰衣草、地中海沿岸的迷迭香、澳洲高聳的尤加利、美洲挺拔的松、雪松及東南亞遍地繁盛的檸檬草、黑胡椒、肉荳蔻、丁香等香料植物，植物精油的能量也跟植物原型與生長環境有很深的連結，可以透過觀察植物原型、原產地的風土民情來感覺每一支精油的特有療癒性。

透過精油萃取方式得知精油是植物精華中不溶於水的部分，因此使用精油需要透過合宜的稀釋與使用方式，應用精油進行身心療癒可依據人體吸收芳香分子的途徑簡化為薰香、泡浴及塗抹三大類使用方式。

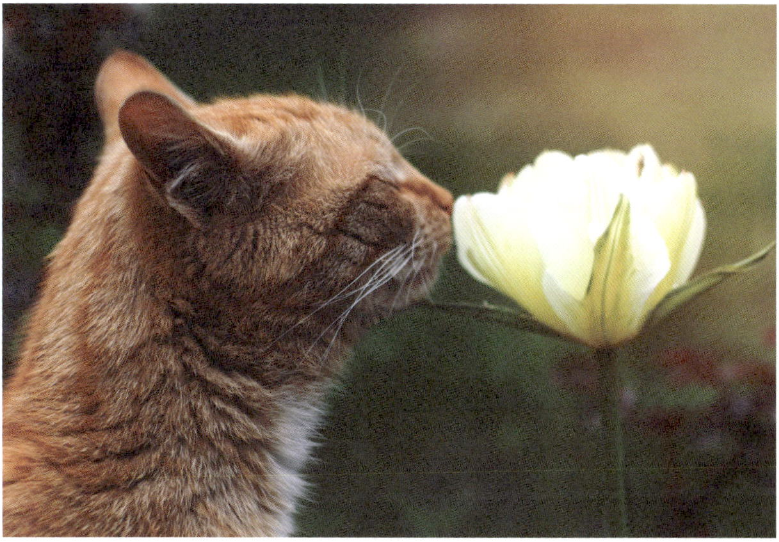

香味是記憶的鑰匙——奧斯卡・王爾德

薰香：靈性與情感的香氣療癒之旅

「香氣會消逝，但記憶會永存。」泰戈爾如是說。**20** 多年前，當我剛開始在台灣推廣芳香療法時，我總是推薦最簡單、也最有效的薰香法。只需要使用薰香器或簡單地將 **1** 滴精油搓在手掌上並進行深呼吸，即可感受到精油香氣的魔力。然而，許多客戶認為如此珍貴的精油，卻只是被散發在空氣中，無法完全被身體吸收，這樣太浪費了！但是，隨著我們在生命中經歷的種種事件，我們對於香氣如何觸動情緒與記憶的神奇力量，漸漸地有了更深的體會。我相信，這是其他藥物或療法所無法取代的部分。

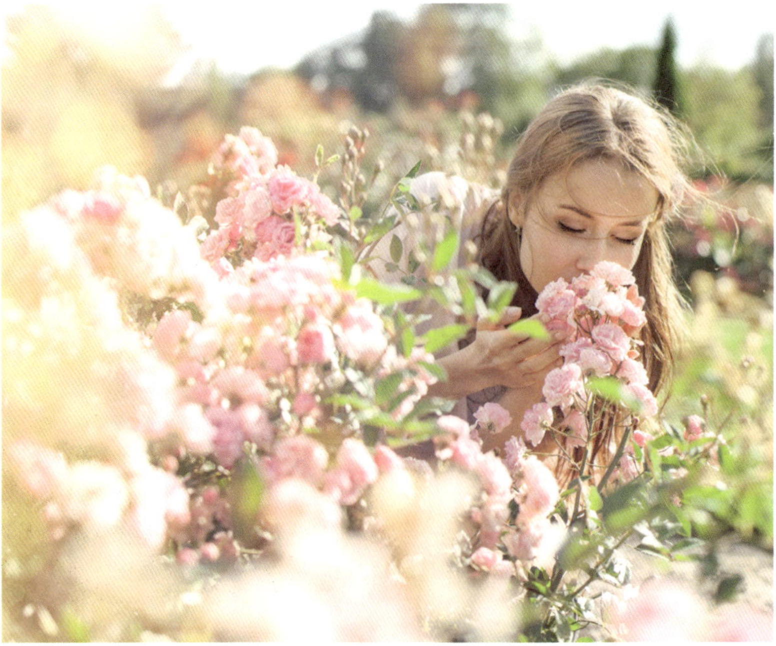

深入了解芳香分子的嗅覺傳導路徑與機制，可以發現透過嗅覺吸入香氣是最有效率的吸收方式。研究指出芳香分子是能進出血腦屏障的脂溶性小分子，這些芳香物質能夠透過嗅覺路徑傳至大腦的邊緣系統，透過調節腦部神經的傳導物質，影響情感、情緒，形成不同的心理狀態與外在行為模式，進而形成思想態度與行為的改變。

芳香吸入的路徑另一個方向是往下走，可以進入呼吸系統，在肺裡進行交換進入身體的血液循環，作用到身體各個器官再經由循環系統帶到排毒器官（呼吸、流汗、排尿及糞便）排出體外。這個方法特別適合處理呼吸道相關的症狀，也適合幫助身體排除濁氣，有助於提升能量流動。

芳香聖壇是我靜心冥想的角落，在特殊節氣（如春分、夏至、秋分與冬至）或宇宙能量（如新月、滿月）可以在聖壇進行特定的靜心儀式，平日調配的芳香產品也會先放在聖壇進行祝福後再使用。

我非常喜歡以燭火、音樂搭配香氣進行靜心，火是宇宙最初始的能量，火也能放大芳香植物的能量，除了精油，也適合搭配乳香、沒藥等樹脂或焚燒鼠尾草使用，具有鎮靜安神及淨化空間的效果。

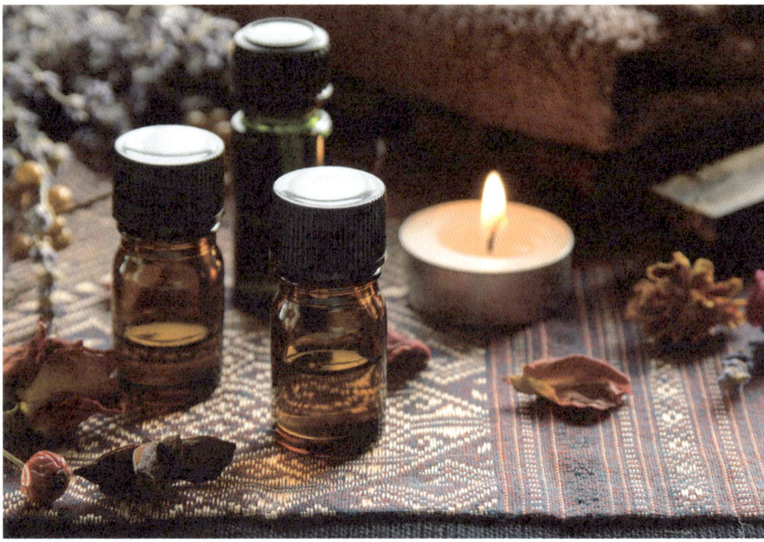

香氣是一種靈性的表現，帶領我們穿越物質世界，進入更高的層次
——艾蜜莉·埃森霍夫（Emily Esfahani Smith）

另一種我常用的簡單使用方式是使用酥油蠟燭，以順時針方式戳六個洞，同時可以祈請幫助或想像願望成真的畫面，然後滴入 **3～5** 滴精油（我最常用的是大西洋雪松）流入洞裡後，點火燃燒就可以得到簡易版的精油祈願蠟燭。

精油作為一種天然的芳香療法，被越來越多的人所青睞。除了按摩與泡浴外，精油香氣嗅聞也是一種常見的使用方式。以下介紹一些常見的精油香氣嗅聞的使用方式。

精油呼吸：是一種最簡單、最方便的使用方式。直接將一兩滴精油滴在手掌上，再深呼吸幾次，享受精油的芳香療效。這種方法適用於需要快速緩解壓力和緊張情緒的場合。

薰香機：將水和精油混合後，透過超音波震動，將水和精油分散成微粒狀，然後將其噴出形成香氛的儀器。這種方法可以將精油的芳香療效均勻地散發到空氣中，非常適合用於環境清新和室內環境改善。

香氛飾品：包括香薰石、香囊、精油項鍊等，是一種將精油嵌入到飾品中，散發出香氣的方法。這種方法適用於需要長時間享受精油芳香療效的情況。

蒸氣吸入：將精油加入到熱水中，再將蒸氣透過呼吸道吸入的方法。這種方法可以緩解呼吸道問題和感冒症狀，同時也可以清潔面部皮膚。

精油香水：將精油和稀釋劑混合後，噴在手腕、頸部和其他需要香氛的部位。這種方法可以讓你在任何時候都能享受到精油的芳香療效，同時也可以用作香水來增加個人魅力。

芳香靜心：將精油噴在枕頭或床單上，讓其芳香療效在睡眠中發揮作用；或是搭配特定的香氣、燭火與音樂進行冥想、放鬆。

泡浴：淨化身心的愉悅療癒之旅

江本勝博士出版的《水知道答案》系列，透過研究水的結晶，發現水會受到不同文字語言、音樂、祈禱等正負面能量的影響，呈現出美麗或不成形的結晶。由於人體約有 **60～70%** 的組成是水，因此可以將這個原理應用在精油使用上。

例如泡浴，透過將精油加入浴缸中的水中，讓水能夠將植物的高頻能量和芳香分子的藥性帶入身體，讓身心得到放鬆和治療。這種方式也可以透過蒸氣吸入、擴香等方式運用，讓精油的能量更好地融入身體，達到更好的療效。

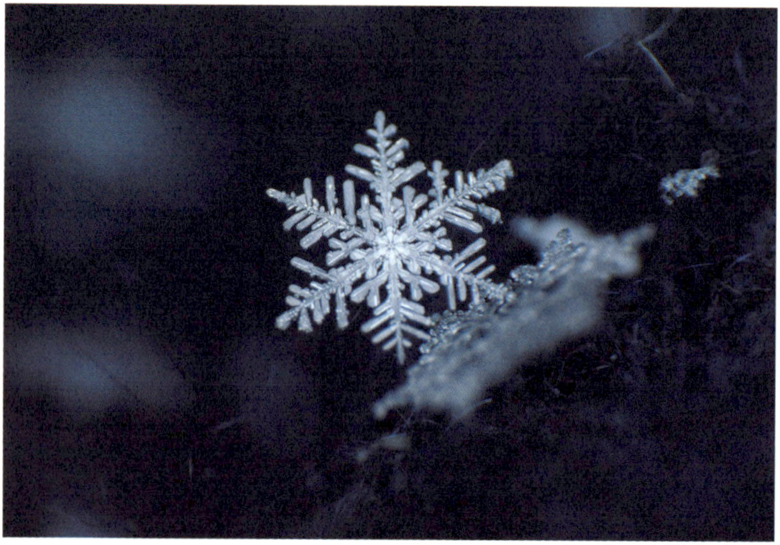

「愛」的水結晶呈現完美的六角形

現代人生活步調緊湊，大環境也不如以前；PM2.5、汽車及工業排氣等空氣汙染，食物添加劑、農藥及重金屬殘留、塑化劑以及海洋汙染等等，還有更嚴重的有毒情緒。如果可以在睡前進行足浴，能夠幫助身體裡的毒素從腳底板前1／3中央凹陷處的湧泉穴釋放，也可以幫助更好的睡眠品質。

芳香泡浴是一種非常有效的身心療癒方法，在一天的工作結束後，透過泡浴來卸除疲累、放鬆身心、淨化能量非常重要。泡浴時添加適量的精油，讓其高頻能量與芳香分子藥性能夠充分釋放，進入身體各個角落，加強身體自我修復能力，並且能夠幫助情緒的平衡和放鬆，進一步提升整體的健康狀態。

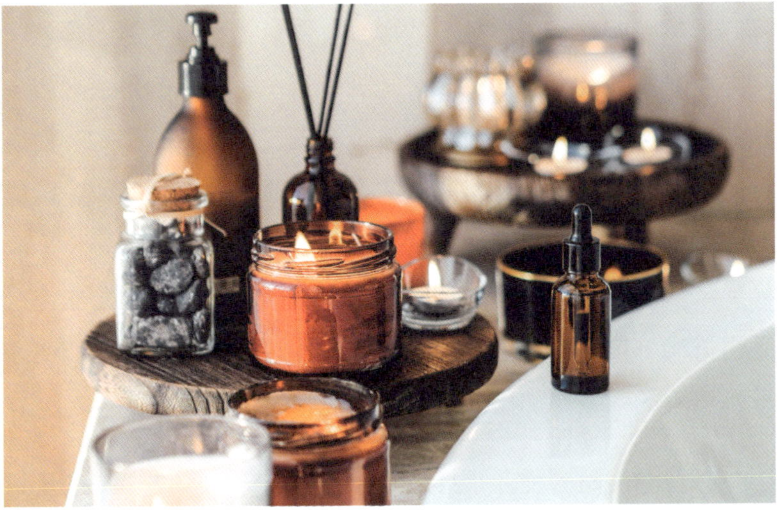

香氣是一種美好的記憶，能夠使我們重新感受到那些已逝去的時光。
——蘇菲亞·格羅斯曼（Sofia Groisman）

我在台灣教學時，總會建議芳香治療師或臨床護理師的學生們，以芳香泡浴的方式幫助他們有效卸除整天的疲累，不管是生理還是情緒、能量的恢復與淨化。

我印象很深刻，有位資深的美容芳療師（執業經驗超過 **20** 年，經常處理嚴重個案），每天下班後她會使用 **500g** 瀉鹽加上排毒精油（如杜松、絲柏及葡萄柚等）進行泡浴，如果她下班後沒有進行芳香排毒泡浴，隔天便無法繼續提供客戶療癒的服務。

還有一位經營美容養生 SPA 的老闆（本身也是芳療藥師），發現店裡的芳香按摩師每天只能接收三個顧客，然後就無法繼續工作。詢問之下，發現顧客總是累積到非常不舒服才到店裡接受服務，所以身上的毒素（濁氣）很重，這些濁氣間接影響到施作的按摩師。後來她調配了一個排毒的足浴處方，讓客戶在療程前先進行足浴，按摩師就在這個時間諮詢客戶最近的身心狀況，並有充裕的時間進行按摩前的準備工作。這位芳療師觀察到儘管客戶使用的足浴處方是一樣的，但是身上濁氣比較重的顧客，進行足浴後的水會比較混濁，也因為先進行足浴排濁，按摩師在施作按摩的時候比較輕鬆，顧客也能明顯感到療程的效果更加提升了。

芳香泡浴是一種非常舒適、自然且有效的療法，特別是對於長期工作在高壓力、高情緒環境下的人，更加需要進行這樣

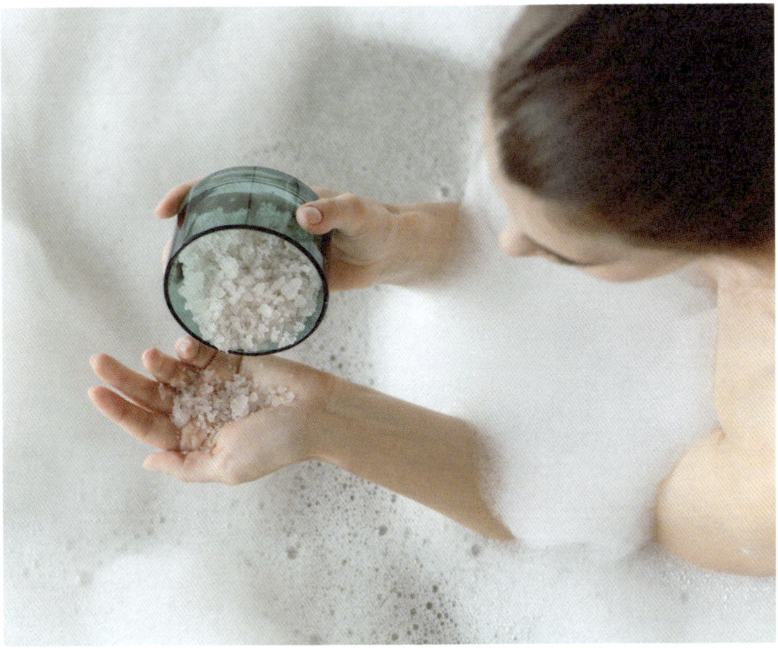

的療法。在泡浴的時候，可以選擇不同的精油來達到不同的效果，例如薰衣草可以幫助放鬆、舒緩情緒，檸檬可以提升心情，茶樹可以幫助抗菌等等。重要的是，要確保使用的精油是純天然的，並且根據個人體質和需求來進行選擇和配方，以達到最好的療效。

芳香泡浴是一種非常值得推薦的身心療法，透過精油的高頻能量與芳香分子藥性，可以促進身體自我修復能力、平衡情緒、放鬆身心、淨化能量，進一步提升整體的健康狀態。以下是進行芳香泡浴的方法：

1. **準備精油**：挑選一種或數種你喜歡的精油，可以依照個人需要調配不同的精油，但建議總量不要超過 **10** 滴。

2. **調和精油**：將精油滴入合適的基底（如專業調和劑、全脂牛奶、基底油）或鹽類（如瀉鹽、海鹽、喜馬拉雅山岩鹽）中，輕輕攪拌均勻。

3. **營造氛圍**：在浴缸中注入適量的溫水，溫度最好在攝氏 **37**～**42** 度之間。同時也可以準備燭火、喜歡的音樂，創造更美好的氛圍感，享受你的 MeTime（與自己獨處的美好時光）。

4. **芳香入浴**：將調配好的精油加入浴缸中，輕輕攪拌均勻後，進入浴缸浸泡身體，吸收並享受精油的療癒與香氣。

5. **泡浴時間**：建議泡浴時間不要超過 **15** 分鐘，以免皮膚過敏或引發身體不適。

6. **塗抹按摩**：泡浴完畢，用柔軟的毛巾輕拭身體，在身體還微濕的狀態下，可以使用身體乳液進行按摩，幫助滋潤肌膚並鎖住水分。也可以在身體還未完全乾燥的狀態下，直接塗抹精油混合油脂進行按摩，讓香氣與精油的功效更好地被皮膚吸收。

注意：使用精油進行芳香泡浴時，建議敏感性皮膚先進行測試，並避免將精油直接滴入浴缸中，避免刺激皮膚或過敏。

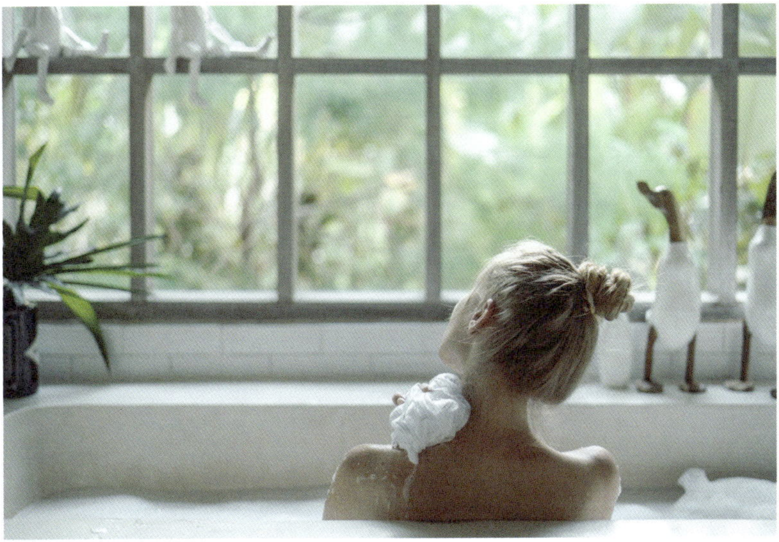

沉浸在芳香的氛圍中，讓你的靈魂與自然的韻律合一。

按摩／塗抹：心手油知合一的身心療癒之旅

芳療按摩在芳療專業培訓與臨床應用是非常重要的使用方式，結合芳香療法的專業知識和按摩技巧的療癒方式。它能夠緩解身體疲勞和緊張，促進身心健康。在進行芳療按摩時，芳香療法使用的精油有增強按摩的效果，使肌肉放鬆，促進循環系統，強化身體的免疫力。更重要的是按摩師想要療癒個案的愛心與施作按摩時的雙手，所以說這是結合（愛）心、（按摩）手、（精油）油、（知識）知，四合一的療癒方式。

芳療按摩可以減輕壓力，促進放鬆，幫助緩解壓力和焦慮症狀。透過按摩的力道和深呼吸，人們可以釋放身體緊張和壓力。芳香療法使用的精油還可以幫助激活大腦中負責情緒和記憶的區域，從而增強舒適感，改善情緒和思維。

在芳療按摩中，芳香療法使用的精油擁有各種不同的特性和功效。比如，薰衣草精油可以放鬆身心，幫助入眠；檸檬精油可以清新明亮，提神醒腦；辣薄荷與迷迭香精油可以舒緩頭痛和肌肉疼痛。除此之外，芳療按摩也可以幫助提高睡眠質量，減輕頭痛和舒緩消化問題等症狀。不同的精油也可以組合使用，以創造出更加個性化的芳療按摩體驗。

芳療按摩通常由專業的芳香治療師進行。在開始芳療按摩之前，治療師會詢問客戶病史和身體狀況，確保精油和按摩技巧的安全性。芳香療法使用的精油可以透過吸入和皮膚吸收的方式進入身體，專業的治療師會根據客戶的需要進行按摩，使用深層按摩和輕柔的撫觸來促進精油的吸收和平衡身心。在按摩的過程中，客戶可以聽著舒緩的音樂或享受安靜的氛圍，讓身心進入放鬆的狀態。

在家也可以透過塗抹或搭配按摩工具（比如排酸棒、按摩手套、刮痧板）的幫助，輕鬆享受芳香按摩的好處。按摩後建議多喝溫水幫助身體排除多餘的水分與毒素，靜靜地休息過後，你可能會感到身心都變得更加輕鬆和平靜，精神狀態也變得更加穩定和平和。此外，芳療按摩還可以幫助促進身體的自然療癒過程，提高身體的免疫力，使身體更加健康，也能更拉近與家人之間的親密關係。

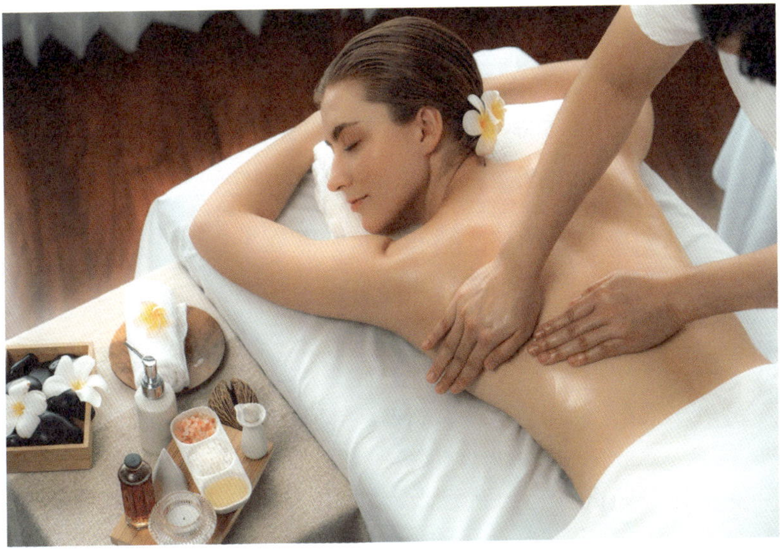

心、手、油、知合一的身心療癒之旅

透過以下步驟，開始在家享受芳療按摩／塗抹：

1. **選擇精油**：建議挑選有品質保障的純天然精油品牌，依據需要的功效來選擇，比如具有舒緩、放鬆功效的精油，可以選擇薰衣草、洋甘菊、乳香等。可以先從單一精油開始，也可以挑選 **3～5** 種單方精油混合使用。

2. **選擇基底油**：建議使用芳療專用的冷壓植物油，能有比較好的滲透性與保濕效果，例如甜杏仁油、精煉椰子油、芝麻油等，臉部則可以選擇與皮膚油脂成分接近的荷荷芭油、阿甘油、山茶花油等。

3. **調配適當比例**：將精油和基底油按照一定比例混合，製作個人專屬的按摩油。一般來說，臉部建議使用 **1～3%**，身體可以使用 **2.5～5%**，局部需要強效的療癒（比如肌肉酸痛、腸胃不適等）可酌量提高至 **5～10%**。切忌隨便使用未經稀釋的精油按摩與塗抹，除非有特定的療癒目的，或者經專業芳療師指導（調配的計算與方式後續詳述）。

4. **準備按摩工具**：除了雙手外，還可以使用刮痧板、按摩棒、按摩手套等工具，可以更輕鬆的享受按摩帶來的效果。

5. **安排按摩時間**：可以挑選自己感覺最輕鬆或任何需要的時刻進行按摩，例如晚上睡前或是下班後。我喜歡睡前洗澡的時候趁著沐浴後皮膚微濕的狀態進行按摩，皮膚吸收的效果最好，也能讓身心放鬆，幫助更好進入睡眠。

6. **開始按摩**：在進行按摩前，可以先做幾分鐘的深呼吸，放鬆身心。然後，在按摩的過程中要注意手法的力道和節奏，可以按摩全身或是局部，如肩頸、手臂、腿部等。在按摩完成後，再做幾分鐘的深呼吸，讓身體進入更深的放鬆狀態。

劑量與調配

　　精油與植物油的調配是芳療按摩中的重要步驟，透過不同精油的混合搭配，可以創造出具有不同功效的精油混合物。然而，精油濃度太高或不當使用，也可能對皮膚造成刺激或過敏的風險。因此，在調配時需要仔細計算劑量並遵循安全原則。

首先，需要確定精油的濃度。在芳療按摩中，一般建議精油的濃度為 **1～5%**。這表示在每 **10** 毫升植物油中添加 **2～10** 滴精油。

一般來說，常使用的計量標準是 1 **毫升約等於** 20 **滴精油**。但不同品牌或種類的精油有可能存在些許差異，日常居家保健的調配上可以忽略這些差異，若使用在調香或芳療醫學的範圍則會以重量（mg）的方式來精算比例。

舉例調配的計算方法：假設製作 **10** 毫升的按摩油，其濃度為 **5%**。

1. 確定要使用的植物油總量，例如 **10** 毫升。

2. 決定精油的濃度，例如 **5%**。

3. 計算需要添加的精油量。例如，**10** 毫升的植物油，希望其濃度為 **5%**，則需要添加 **0.5** 毫升的精油。
公式：**10** 毫升×**5%** 濃度=**0.5**（毫升的精油）

4. 計算需要添加的精油滴數。例如，**0.5** 毫升的精油，換算後滴數為 **10** 滴。
公式：**20** 滴×**0.5** 毫升=**10**（滴）

根據上述計算，您需要添加 **0.5** 毫升（約 **10** 滴）的精油到 **10** 毫升的植物油裡，即可得到 **5%** 的按摩油。

調配精油時，建議先將 **80%** 精油滴入瓶中（例如上例可以先滴 **8** 滴），混合好純精油後可以先聞一下香氣，如果感覺香氣不喜歡或不協調可以進行微調。調整好精油的滴數後再加入植物油，並混合攪拌均勻，就可以開始享受芳香塗抹／按摩的好處。建議將配方記錄下來，方便下次調配參考，並在調配好的按摩油貼上標籤與日期，儘早使用完畢。

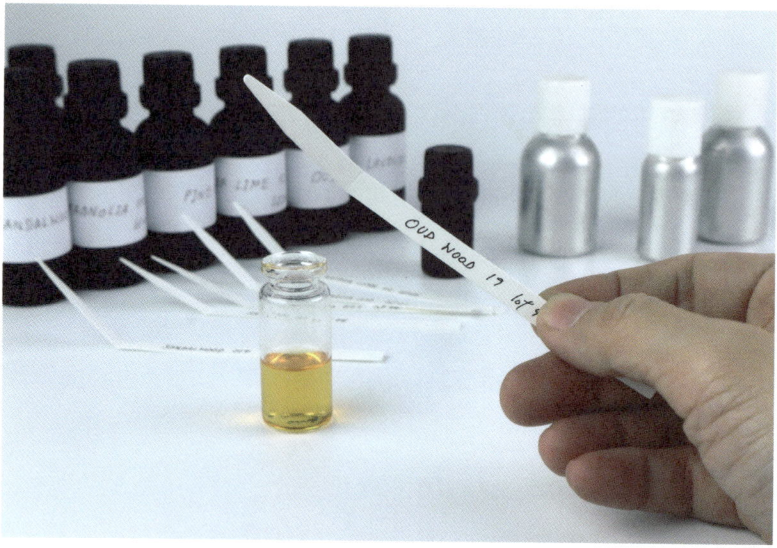

調配時考慮前、中、後調配比，讓香氣更好。

精油濃度=精油滴數／按摩油 ml

精油濃度	公式	10ml 按摩油		
1 %	10ml×1% = 0.1 20 滴×0.1 = 2 滴	2 滴精油	臉部保養、 泡澡	
2 %	10ml×2% = 0.2 20 滴×0.2 = 4 滴	4 滴精油		身體 按摩
3 %	10ml×3% = 0.3 20 滴×0.3 = 6 滴	6 滴精油		
4 %	10ml×4% = 0.4 20 滴×0.4 = 8 滴	8 滴精油		
5 %	10ml×5% = 0.5 20 滴×0.5 = 10 滴	10 滴精油	局部強效如： 肌肉痠痛、 腸胃不適等	
6 %	10ml×6% = 0.6 20 滴×0.2 = 12 滴	12 滴精油		
7 %	10ml×7% = 0.7 20 滴×0.7 = 14 滴	14 滴精油		
8 %	10ml×8% = 0.8 20 滴×0.8 = 16 滴	16 滴精油		
9 %	10ml×9% = 0.9 20 滴×0.9 = 18 滴	18 滴精油		
10 %	10ml×10% = 1 20 滴×1 = 20 滴	20 滴精油		

※按摩植物油 **10**ml = 浴鹽 **10**g。

※泡澡時的浴鹽大約 **45**g（三匙），混合 **10** 滴精油，讓浴鹽充分在水中溶解。浸浴約 **10** 至 **20** 分鐘。

使用精油的注意事項

使用精油的時候，請謹記「少即是多（Less is more）」的原則。從精油萃取過程中，我們了解到 **100%**純精油為高度濃縮的精質，具有很強的效果。若從精油的藥學屬性來來看，**1** 滴薄荷精油的藥性相當於 **75** 包薄荷茶包。因此，在開始使用前了解使用須知非常重要，可幫助你在安全使用的原則下獲得最大的使用效益。

首先，也是最重要的。精油最好「不要內服！不要內服！不要內服！」隨意長期內服精油有可能造成黏膜與肝腎損傷，那是對身體不可逆轉的傷害，千萬不要輕易嘗試。

懷孕初期幾個月內，最好避免使用某些具有催經效果精油來按摩或泡澡，包括玫瑰、茉莉、鼠尾草、迷迭香、羅勒、茴香等，可能有導致流產的危險性。一般建議三個月後，可依照個人情況諮詢專業芳療師的建議小心使用。

柑橘類精油會導致皮膚對太陽紫外線過敏。因此，使用過後八小時內請勿曝曬肌膚於陽光下。這些精油包括佛手柑、檸檬，建議於晚間使用。

患有高血壓、癲癇症、神經及腎臟方面疾病之病人請小心使用。如絲柏、迷迭香、杜松子，使用前最好先請教醫師或國際認證的治療師。

精油不能取代藥物。因此，使用後如症狀未改善，持續不適，請一定要看病就醫。絕不可因使用精油而放棄原先已在服用或使用的藥物。

請按建議酌量使用，過量可能導致反效果，甚至對身體造成負擔。比如依蘭、快樂鼠尾草及甜馬鬱蘭過量使用會引起睡意，在酒後或開車時應避免使用。辣薄荷大量使用會造成失溫、所以泡澡時不建議使用薄荷精油。

精油必須儲存於密封完好且為深色的玻璃瓶內，並且放置於陰涼的場所避免陽光直射。如此可延長精油壽命及確保精油的療效。避免使用精油於塑膠、易溶解或油彩表面的容器，當稀釋精油時請使用玻璃、不鏽鋼或陶瓷器具。

新生兒（**2** 個星期內）不可使用精油，**2** 個星期後可用薰衣草 **1** 滴於浴盆內。**12** 歲以下兒童使用所有精油時，必須被稀釋為成人使用量的 **1／4** ，**12** 歲以上則為成人用量的 **1／2**。避免小孩或寵物直接碰觸，以免誤用或內服而發生危險。使用純露是比較安全的替代品。

皮膚或體質敏感者，請在使用前先進行敏感測試。將**1**、**2**滴稀釋好的精油塗抹在手臂內側，覆蓋並等待**24**小時。如果在這段時間內出現紅疹、搔癢或其他不適症狀，則應停止使用。

精油必須稀釋後才能使用，除非有其它特別的建議。請按照原廠的指示用量，勿參考其他精油供應廠商的建議使用量。不同廠牌應避免混用，以確保效果及避免反效果。使用時如果有任何疑問，請詢問獲得國際認證的芳香治療師或專業從業人員。

Part 4
芳香魔藥調配

以九大類的植物香氣調配出獨家的複方精油，只需要把幾種相同調性的精油調成複方，就能做出好用又獨特的芳香手作產品，形成個人的專屬處方。

萬能的療癒公式

在芳療專業教學超過 **20** 年的經驗中，常有學生問我如何才能調配出有效配方，也經常遇到已經拿到國際認證的芳療師對於如何調配處方經常感到困難，不知從何下手，或者擔心效果不如預期。芳香療法跟其他自然療法一樣，著重於症狀發生背後的原因，比如說同樣是濕疹症狀，每個人背後的原因不盡相同，也就造成千人千方，總是沒有標準處方，因此即使已經學習芳香療癒的知識，在調配處方時總還是會猶豫。

我的澳洲能量老師 Andy 分享萬能的療癒公式：「**意圖＋頻率＝療癒**」。老師說任何的療癒都起始於「意圖」，當療癒師確定意圖之後依據個案需要選擇進行療癒的工具「頻率」（比如精油、靈氣、頌缽等等）調整個案的頻率振盪，這才是一個完整的療癒過程。過去我們在使用上，可能僅是根據想要處理的問題直接進行調配，不管是療癒師或是個案並沒有加上「意圖」，所以在成效上有時候非常有效，有時候又差強人意。

我想起過去在癌末病房服務時，我們會留下工作日誌，記錄為病人調配的詳細處方、施作的結果，平日裡醫護人員就可以參考紀錄持續進行芳香照護。有一次護理人員忍不住向我提問，工作日誌填寫的處方都是真實沒有遺漏的嗎？雖然他們按照紀錄調配，病人卻說用起來的效果有差，所以他們想說是不是老師們還留了一手。當下我也不知道該如何解釋，直到 Andy 老師講到療癒公式時，我豁然開朗，原來我們在服務的時候，是真心實意希望這個處方可以幫助病人，而護理人員在調配的時候就是完成工作般照表操課，所以在療癒能量與效果上就有了差別。

因此，在跟大家分享適合九大香氣人格特質的調配處方前，不禁想要再次提醒大家，在調配時先設定意圖，定義療癒處方所帶來的效果，這也是調配成功的重要關鍵喔！不僅是療癒師，同時也需要告知個案，讓個案在使用處方的時候也能知曉配方的效能，會使療癒效果加乘，這也算是療癒過程中的協同作用吧！

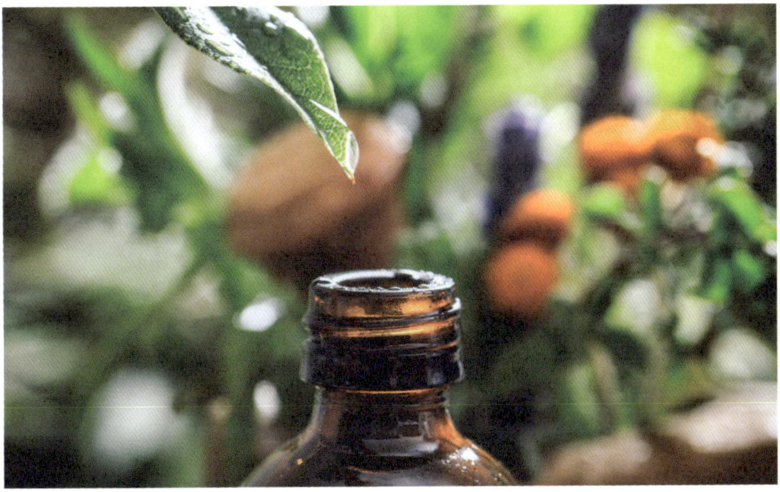

萬能療癒公式——意圖 + 頻率 =療癒。

九種香氣人格
情緒與能量調配處方

推薦依據九大類的植物香氣調配出獨家的複方精油進行日常使用，只需要把幾種相同調性的精油調成複方，就能做出好用又獨特的芳香手作產品，形成個人的專屬處方。

以下是我的**獨家九款植物人格香氣複方**精油。

#1 木質｜勇氣 Courage：大西洋雪松、絲柏、檀香、阿米香樹等。

#2 根部｜和諧 Harmony：薑、岩蘭草等。

#3 花朵｜綻放 Bloosom：天竺葵、依蘭、薰衣草、丁香花等。

#4 果實｜安然 Serenity：甜橙、橘子、檸檬、山雞椒等。

#5 香料｜熱情 Passion：丁香、芫荽籽、茴香等。

#6 藥草｜關愛 Caring：迷迭香、辣薄荷、鼠尾草、檸檬草等。

#7 葉片｜智慧 Wisdom：澳洲尤加利、茶樹、芳樟葉、苦橙葉等。

#8 種子｜靈感 Inspiration：茴香、芫荽籽、胡蘿蔔籽等。

#9 樹脂｜幸運 Luck：乳香、沒藥、安息香等。

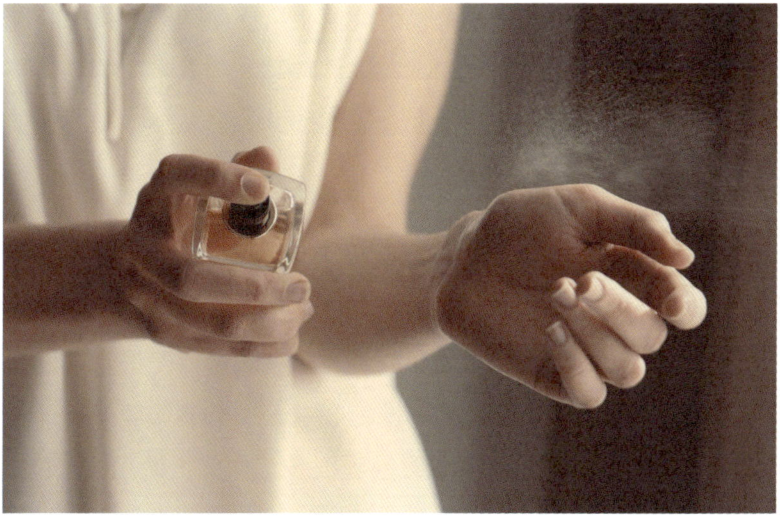

我會另外運用這九個複方調配成 **10%** 濃度的精油酊劑，方便日常調香使用，也經常應用在我幫客戶訂製的個性化商品裡，比如特定功能的能量噴霧或是個人訂製的精油香水。

接下來，我將針對九大類數字人格特質與香氣能量，推薦九種不同的芳香能量手作產品來搭配使用，以下獨家處方提供「基本能量芳」與「命數加強芳」。依據當下需要選出基本處方，再對應命數添加命數加強芳製作個人專屬處方使用。比如需要 **#01** 執行能量的 **3** 號人，可以使用 **#01** 迎接豐盛能量香水「基本能量芳」再添加「命數加強芳」中對應 **3** 號的桂花 **2** 滴，調配出適合 **3** 號人使用的強化勇氣與執行力的豐盛能量香水。當然也可以依據個人喜好或手上有的精油產品來調整喔！

要特別提醒的是，並不是只能使用自己命數的香氣來調配療癒處方，如同之前提到的，在我們熟悉九種數字與植物人格特質後，我們可以靈活的依據當下需要的能量來調整配方與使用方式。

比如說最近特別需要好運或貴人幫助，可以使用 **#9** 神聖恩典抹香膏，是會帶來幸運的複方精油，塗抹在鎖骨、髮梢或手腕，搭配療癒公式的意圖，聞到香氣就觀想自己很幸運而且已經吸引貴人幫助達成目標。像是我在公家機關辦理換發即將過期的證件時，**原本很擔心會拖延很多工作天**，使用 **#9** 幸運香氣加持，結果沒想到的順利完成辦理，真的非常驚訝有這樣的好效果。希望你們也能親自試試，或者開發更多屬於自己的個人處方與用法。

- **Youtube 觀看**

掃描 QR-Code 即可觀看處方 **#01**～**#09** 的製作影片

- **WeChat 觀看**

掃碼訂閱公眾號，於訊息欄輸入「独家处方 **01**」，即可觀看「獨家處方 **#01**」的影片，**#02**～**#09** 影片以此類推。

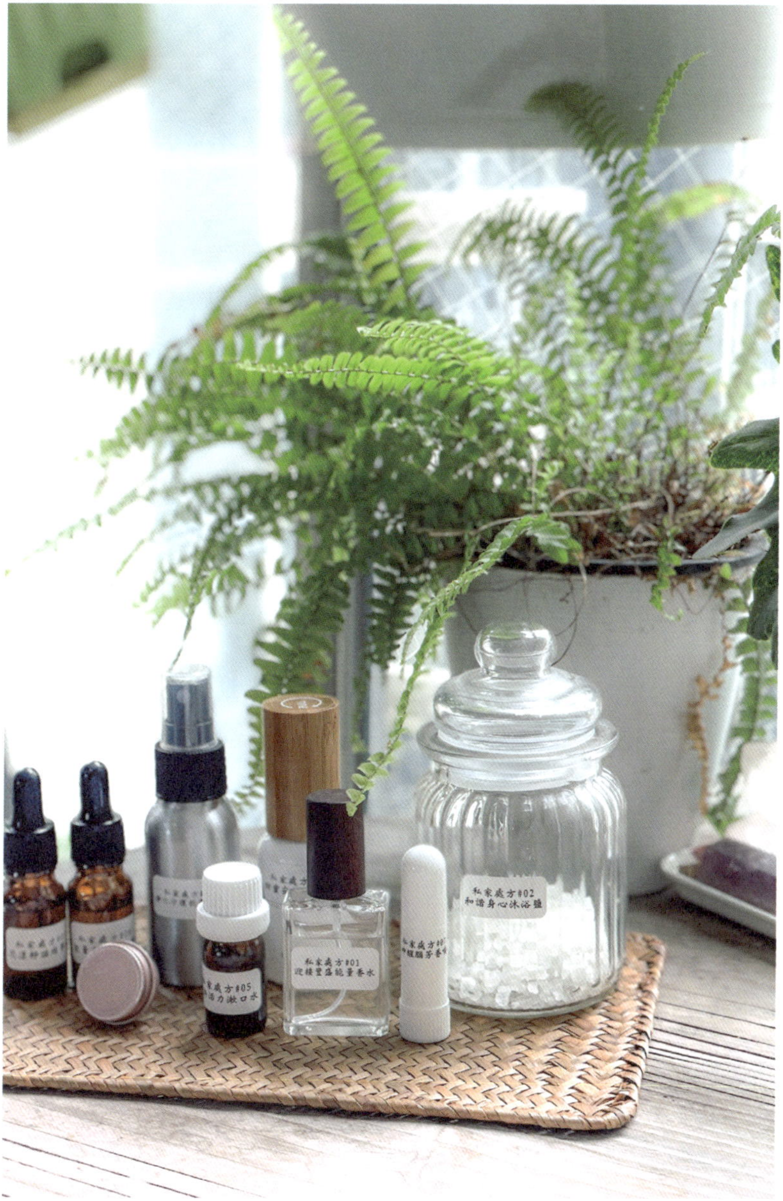
家處方#05
活力漱口水
私家處方#01
迎接豐盛能量香水
私家處方#02
和諧身心沐浴鹽

獨家處方#01

迎接豐盛能量香水

推薦給需要數字能量 1 的你，強化勇氣與執行力、滋補身心能量。適合命數 1 的你，也適合缺乏數字 1 的你、可平衡自身能量。

可以依據下述簡單選擇基本能量芳調配使用，亦可額外加入命數加強芳搭配個人命數，更加強對應個人能量，更適合不同命數的你。

基本能量芳

大西洋雪松	4 滴
絲柏	2 滴
檀香	2 滴
苦橙葉	2 滴
96 度伏特加	10ml

＋

命數加強芳（+2 滴）

- 1 號人＋花梨木
- 2 號人＋岩蘭草
- 3 號人＋桂花
- 4 號人＋橘子
- 5 號人＋肉桂
- 6 號人＋廣藿香
- 7 號人＋月桂
- 8 號人＋茴香
- 9 號人＋安息香

將上述成分混合在噴瓶裡使用，植物香氣需要熟成，建議放置 **2～3** 週後再使用，使用時可噴灑在衣服或是身體的能量場，如果對酒精過敏，也可以將伏特加置換成荷荷芭油，變成芳香油來使用。

小時候家門口有一棵梧桐樹，附近的孩子們放學會搬著小板凳在樹下做功課、嬉戲玩耍，夏天的夜晚大人們會在樹下乘涼、聊天，好像這棵梧桐樹就是附近人們的聚集之處。小時候的我，經常仰望著樹，一眼看不透的樹梢，讓我感覺到很高壯也讓人很安心，從學校回家的路上，只要望到樹梢我就知道快到家了。

疫情期間，全世界都被打亂步調措手不及，突然之間的變故，讓很多人的經濟、生活發生翻天覆地的變化，我在那段時間確實也因為工作與收入受到影響，經常處於焦慮與不安之中，生活被迫按下暫停鍵，卻也讓我有機會停下來完成我的「植物療癒卡」。在那段停頓的日子裡，我靠著雪松的香氣渡過艱難的日子，我也經常推薦給學生及周遭需要的友人們。

獨家處方#02

和諧身心沐浴鹽

推薦給需要數字能量 **2** 的你，重新與大地連結、為身心快速充能。適合命數 **2** 的你，也適合缺乏數字 **2** 的你、可平衡自身能量。

可以依據下述簡單選擇基本能量芳調配使用，亦可額外加入命數加強芳搭配個人命數，更加強對應個人能量，更適合不同命數的你。

基本能量芳

薑	4 滴
岩蘭草	1 滴
大西洋雪松	4 滴
廣藿香	1 滴
天然海鹽	45g（3 湯匙）

＋

命數加強芳（+2 滴）

- 1 號人＋💧💧黑雲杉
- 2 號人＋💧💧歐白芷
- 3 號人＋💧💧天竺葵
- 4 號人＋💧💧杜松子
- 5 號人＋💧💧丁香
- 6 號人＋💧💧藍蓍草
- 7 號人＋💧💧絲柏
- 8 號人＋💧💧芫荽籽
- 9 號人＋💧💧欖香脂

充分混合後，搭配溫熱的水（大約 **42～45** 度）泡浴或泡腳，這個分量可以泡澡 **1** 次或泡腳 **2** 次。我很喜歡在睡前泡腳，可以很好地促進末梢循環，幫助一夜好眠，腳底也具有排濁的重要功能，可以幫助清理身體裡的濁氣，有效消除一天的疲勞與負面能量。

人類離不開大自然，現代人生活在都市叢林中，早已忘記跟大自然連結的感覺，就像離開家鄉為生活打拼的遊子，忘卻了家鄉的美好與父母在旁照料的幸福感。根部的植物能量能為我們尋回「家的感覺」，讓我們能重回大地母親的懷抱，讓疲憊的身心得到療癒與呵護。

緊張忙碌的現代社會，許多思緒跟能量總是環繞在頭部，導致氣（能量）無法下行，失眠與睡眠障礙已經是現代社會惡名昭彰的流行病。以根部能量為設計的和諧身心沐浴鹽可以幫助氣（能量）往下引，讓身體能量運行順暢的同時，也能有助於睡眠質量的提升，幫助身心充飽能量。

獨家處方#03

花漾靜謐精華油

推薦給需要數字能量 3 的你，綻放真實自我光采、做自己最快樂。適合命數 3 的你，也適合缺乏數字 3 的你、可平衡自身能量。

可以依據下述簡單選擇基本能量芳調配使用，亦可額外加入命數加強芳搭配個人命數，更加強對應個人能量，更適合不同命數的你。

基本能量芳	
薰衣草	1 滴
天竺葵	1 滴
依蘭	1 滴
甜橙	1 滴
荷荷芭油	10ml

＋

命數加強芳（+1 滴）
1 號人＋檀香
2 號人＋鳶尾根
3 號人＋茉莉
4 號人＋甜橙
5 號人＋百里香
6 號人＋香蜂草
7 號人＋芳樟葉
8 號人＋胡蘿蔔籽
9 號人＋安息香

以滴管瓶將處方混合後使用，可用於日常的臉部保養與按摩，清潔臉部後噴上純露，在皮膚微濕的狀態下，取半管（大約 **5** 滴）進行臉部按摩直至吸收為止。如果搭配按摩工具（如鈦版）進行臉部特殊按摩（如抗衰拉提）建議取用 **1** 管（大約 **10** 滴）或更多（端看膚質與按摩時長），避免皮膚潤滑度不夠而拉扯受傷。

每個女孩內心都有公主夢，然而隨著年紀增長、家庭與工作的責任羈絆，不得不對現實生活妥協，在不同的角色中切換，先是媽媽、妻子、女兒、媳婦，最後才是自己，或者根本忘記自己也是需要被呵護照顧的。

花朵的香氣直接與心輪連結，可以處理深藏在心裡的各種混雜情緒，愛、恨、嫉妒、悲傷、遺憾等。每天透過花漾靜謐的香氣，不僅呵護皮膚，同時也滋養心靈與情緒，羅馬名醫葛倫說：「香氣是靈魂的食物。」每天用喜歡的香氣來呵護自己、愛自己，因為我們值得！

獨家處方#04

甜蜜安然按摩油

推薦給需要數字能量 4 的你，找回內在小孩、安享純真與美好。適合命數 4 的你，也適合缺乏數字 4 的你、可平衡自身能量。

可以依據下述簡單選擇基本能量芳調配使用，亦可額外加入命數加強芳搭配個人命數，更加強對應個人能量，更適合不同命數的你。

基本能量芳

甜橙	5 滴
檸檬	5 滴
橘子	5 滴
山雞椒	5 滴
苦橙葉	5 滴
精煉椰子油	30ml

＋

命數加強芳（+2 滴）

1 號人＋大西洋雪松
2 號人＋薑
3 號人＋橙花
4 號人＋佛手柑
5 號人＋肉豆蔻
6 號人＋馬鬱蘭
7 號人＋檸檬草
8 號人＋芫荽籽
9 號人＋欖香脂

充分混合後，使用在身體按摩（脖子以下），建議在沐浴後皮膚微濕的狀態使用，著重塗抹在身體軀幹部位，包括心肺區、太陽神經叢及下腹消化區。柑橘調性的香氣可以幫助身心舒緩放鬆，也是很好的幫助消化與促進身體新陳代謝的處方，不僅有助於消除水腫、消減脂肪團，也能有效提升免疫力。

柑橘的香氣是很多人無憂無慮的小時候，比如農曆新年大吉大利的橘子、中秋佳節月圓人團圓的柚子，那時的我們可以單純的享受節日的歡快氣氛，不用去擔心下個月的房貸、小孩的學費、還沒完成的工作，這些大人才有的煩心事。

輕快的柑橘，甜蜜中又帶有清新的香氣，可以製造令人愉悅的氛圍、促進身體水分與能量的流動，也可以驅散鬱結的情緒。長大成人後被迫築起層層盔甲防護外來的傷害，柑橘香氣就像撥橘子皮般，幫助我們回到初心與內在小孩，重新找回純真與美好。

獨家處方#05

清新活力漱口水

推薦給需要數字能量 **5** 的你，活在當下，時刻享受生活的喜悅。適合命數 **5** 的你，也適合缺乏數字 **5** 的你、可平衡自身能量。

可以依據下述簡單選擇基本能量芳調配使用，亦可額外加入命數加強芳搭配個人命數，更加強對應個人能量，更適合不同命數的你。

基本能量芳

辣薄荷	5 滴
茴香	5 滴
甜橙	5 滴
丁香	1 滴
96 度伏特加	9ml

＋

命數加強芳（+2 滴）

- 1 號人＋絲柏
- 2 號人＋薑
- 3 號人＋丁香
- 4 號人＋甜橙
- 5 號人＋肉桂
- 6 號人＋辣薄荷
- 7 號人＋尤加利
- 8 號人＋茴香
- 9 號人＋沒藥

這是一款濃縮液，建議小量製作混合在 **10**ml 精油瓶或滴管瓶，需要時以 **1** 比 **100** 的比例稀釋使用，例如 **20** 滴混合濃縮液稀釋在 **100**ml 可飲用的純水中。如果有喉嚨癢的感冒前兆，漱口時以仰頭發出咕嚕聲的方式加強喉嚨的防護，能更有效地防止感冒病毒的入侵。

居家廚房最常見的香料們，除了讓菜餚更加美味可口，也擔負起消毒殺菌與幫助消化的重要工作，是人體消化系統最重要的守護者。食色性也，熱情奔放的香料，也適合處理兩性之間的親密關係，讓人們享受閨房歡愉的美好，東西方文化雖有差異，對於香料的喜好與追求卻不曾停止，這也是中古世紀歐洲為尋求珍貴香料而開啟大航海時代的契機，你能想像這竟源於我們熟悉的黑胡椒、丁香！

個性鮮明的香料總是特別突出，不管是香氣或療效，大多屬於比較刺激的化學家族屬性（如酚、醚類），使用在皮膚或黏膜時必須小心劑量，最好控制在精油總量的 **10%** 以下。熱烈的香氣雖然霸氣，卻能打破冰冷心牆，幫助我們走出保護殼去享受精彩的生活。

獨家處方#06

淨化守護能量噴霧

推薦給需要數字能量 **6** 的你，愛自己是終身浪漫的開始。適合命數 **6** 的你，也適合缺乏數字 **6** 的你、可平衡自身能量。

可以依據下述簡單選擇基本能量芳調配使用，亦可額外加入命數加強芳搭配個人命數，更加強對應個人能量，更適合不同命數的你。

基本能量芳

辣薄荷	3 滴
迷迭香	6 滴
鼠尾草	6 滴
薰衣草純露	25ml
96 度伏特加	5ml

＋

命數加強芳（+2 滴）

1 號人＋松樹
2 號人＋薑
3 號人＋薰衣草
4 號人＋檸檬
5 號人＋黑胡椒
6 號人＋牛膝草
7 號人＋絲柏
8 號人＋茴香
9 號人＋乳香

精油無法充分與水融合，所以需先將精油與伏特加調勻，最後再加入薰衣草純露，放置於噴霧瓶中即可使用。這個容量非常適合隨身攜帶，需要的時候只需噴灑於身體周圍的能量場（乙太體），有時我也會當作淨化空間噴霧使用。這些芳香藥草自古以來就經常運用在淨化與保護的配方中，不管是物質或能量層面。

自古以來，各種療癒藥草守護人們的健康，全然的犧牲奉獻、不求回報。藥草療癒力涵蓋五臟六腑，在能量層面像是守護天使，隨時保駕護航，讓我們不受外來邪氣入侵，當我們使用藥草進行療癒，應當滿懷著感恩的心，感謝這些療癒天使的無私與付出。

如同藥草特質的藥草人們，他們總是盡己之力照顧身邊的家人、朋友，然而我們是人不是神，習慣性地付出總會期待得到相對應的回報，久而久之容易產生關係失衡，或是因為過度消耗自己而產生健康問題。為此相較於其他類型的人格，維持健康的身心狀態更是藥草人們要時時注意的功課。

獨家處方#07

提神醒腦芳香嗅棒

推薦給需要數字能量 7 的你，打開思維創新力，發現無限可能。適合命數 7 的你，也適合缺乏數字 7 的你、可平衡自身能量。

可以依據下述簡單選擇基本能量芳調配使用，亦可額外加入命數加強芳搭配個人命數，更加強對應個人能量，更適合不同命數的你。

基本能量芳

辣薄荷	4 滴
尤加利	8 滴
苦橙葉	8 滴
特清椰子油	1ml

＋

命數加強芳（+2 滴）

- 1 號人＋💧💧檜木
- 2 號人＋💧💧薑
- 3 號人＋💧💧薰衣草
- 4 號人＋💧💧檸檬
- 5 號人＋💧💧黑胡椒
- 6 號人＋💧💧迷迭香
- 7 號人＋💧💧冬青
- 8 號人＋💧💧茴香
- 9 號人＋💧💧乳香

將精油與特清椰子油混合後，滴入嗅棒內置棉條，吸飽後組裝完成即可使用。添加不易氧化的特清椰子油的原因有二，一是因為嗅棒為塑料材質，若用純精油容易被腐蝕；二是因為精油為高度揮發的液體，加上基底油可幫助延緩配方的揮發速度，延長使用期限。

每片葉子的脈絡都是獨特的，就像人的指紋一樣，大自然裡不會有相同的葉子，葉子的脈絡也像葉片人們錯綜複雜的思緒與腦迴路，處在過於思慮的狀態，所有的能量匯聚在頭部，容易造成失眠、內分泌失衡、肩頸緊繃等各種問題。

從自然療法「以形補形」的概念來看，葉子是植物的呼吸系統，適合處理呼吸道的問題。使用芳香嗅棒吸入香氣，芳香分子往上通過嗅覺路徑進入大腦邊緣系統，幫助處理情緒失控、內分泌失衡、智識思考等問題。芳香分子若往下又可進入呼吸系統，通過全身血液及體液循環系統運送至全身，最後透過身體排泄系統排出體外。這種雙線作用，又快又有效率，是聰明的葉片人們欣賞的行事作風。

獨家處方#08

能量充沛消化飲

推薦給需要數字能量 **8** 的你，洞察先機，爆發潛力無限。適合命數 **8** 的你，也適合缺乏數字 **8** 的你、可平衡自身能量。

可以依據下述簡單選擇基本能量芳調配使用，亦可額外加入命數加強芳搭配個人命數，更加強對應個人能量，更適合不同命數的你。

基本能量芳

茴香	8 滴
芫荽籽	8 滴
辣薄荷	2 滴
96 度伏特加	10ml

＋

命數加強芳（+2 滴）

1 號人＋💧💧絲柏
2 號人＋💧💧薑
3 號人＋💧💧洋甘菊
4 號人＋💧💧山雞椒
5 號人＋💧💧丁香
6 號人＋💧💧羅勒
7 號人＋💧💧月桂
8 號人＋💧💧茴香
9 號人＋💧💧沒藥

這是一款濃縮消化飲複方，將精油與伏特加充分混合裝入 **10**ml 精油瓶或滴管瓶，隨餐飯後半小時後將 **5～10** 滴濃縮液（約含有 **0.5～1** 滴精油）加入一杯紅茶、果汁或黑咖啡中飲用。同款配方也可以將 **96** 度伏特加置換成基礎油（如特清椰子油）裝入滾珠瓶作為局部高劑量塗抹使用，可以塗抹在肚臍周圍及太陽輪的位置，用以幫助消化。

種子是植物活力的泉源，很難想像不論是餐桌上的米糧蔬果、花園裡的花朵或是森林中的參天大樹，都是由一顆小小的種子開始。種子的香氣並不討喜，卻具有強大的療癒力。種子大多也同是香料，具有共通的能量與療癒特性，例如消化系統的療癒功能。

研究發現腹腔消化系統的「腹腦」，是獨立的重要神經體系，控制人類情感的五羥色胺、多巴胺以及多種讓人情緒愉快的激素，高達 **95%** 是在腸道合成的。所以消化與腸道健康不止影響消化吸收功能，同時也影響心理情緒、內分泌、免疫與睡眠等，照顧好腸胃道健康，才有能力發揮更美好的人生。

獨家處方#09

神聖恩典抹香膏

推薦給需要數字能量 **9** 的你，境隨心轉，喜樂的心乃是良藥。適合命數 **9** 的你，也適合缺乏數字 **9** 的你、可平衡自身能量。

可以依據下述簡單選擇基本能量芳調配使用，亦可額外加入命數加強芳搭配個人命數，更加強對應個人能量，更適合不同命數的你。

基本能量芳

乳香	4 滴
沒藥	4 滴
大西洋雪松／檀香	3 滴
茉莉／玫瑰	3 滴
荷荷芭油	12ml
天然蜂蠟	2g
可可脂	2g

+

命數加強芳（+2 滴）

- 1 號人＋阿米香樹
- 2 號人＋岩蘭草
- 3 號人＋永久花
- 4 號人＋杜松子
- 5 號人＋肉桂
- 6 號人＋廣藿香
- 7 號人＋黑雲杉
- 8 號人＋胡蘿蔔籽
- 9 號人＋秘魯香脂

將荷荷芭油、蜂蠟、可可脂等基質隔水加熱，融化後移除火源，滴入精油部分攪拌均勻，倒入香膏容器放涼凝固即可。木質類的雪松／檀香，花瓣類的茉莉／玫瑰，可二選一用自己喜歡的香調。抹香膏當作固體香水使用，可以塗抹在穴點、鎖骨、耳後或者髮梢，我特別推薦塗抹在手腕橫紋往上三指寬的內觀穴，點塗後將手指輕放內觀，閉眼自然呼吸 **2～3** 分鐘，去感受情緒變化與能量調整。

樹脂類大多是宗教典籍中記載的聖香，跨越千年、橫越東西方歷史，不僅用來祭祀、獻神，也用於療癒與美容，在許多經典裡都能看到與樹脂相關的記載。從聖經故事裡的東方三博士獻給新生兒耶穌的三寶，到埃及木乃伊防腐的製作，以及金字塔裡雪花罐的香膏。

樹脂人們總是滿懷夢想、心中裝著宇宙，生活在俗世裡的他們也總是慈悲為懷，與人為善。宇宙法則，頻率相吸，這樣的他們也會吸引來貴人或好運氣。使用神聖恩典抹香膏也能將神聖的美好吸引到我們的生活裡，彷彿置身神聖之地，心也漸漸的平靜，享受來自神性的滋養與照拂。

後記

邀請植物進入生活，運用香氣改變生命

植物，是我的玩伴。小時候住在小鎮鶯歌的平房，家前面有一個小花園，那是我和鄰居小朋友們的遊樂園，我們會用指甲花學大人染指甲，採下玉蘭花插在耳朵上假裝塗了香水，摘下花草玩辦家家酒。也許正是那段單純美好的童年，讓我對植物產生強烈的好感，上學後，爸爸給我們買了百科全書。因為他小時候家裡經濟拮据，聰穎的他只能放下對知識的渴求，早早就出來賺錢幫忙養家，所以他竭盡所能讓我們能夠好好讀書。百科全書中，我最喜歡的部分就是植物圖鑑，介紹了各種好看有趣的植物，比如拖鞋蘭、吊鐘花等，我經常抱著翻看一遍又一遍。

植物，是我的醫藥箱。小時候頑皮，想學大人用柴刀劈柴，結果誤傷了手，看著湧出的鮮血，知道自己做錯了事，雖然嚇得臉色慘白，卻不敢大哭。只見奶奶在花園裡拔了些不知名的藥草，用石頭砸碎，然後敷在我的傷口上。我覺得奶奶像童話故事中的善良女巫，用藥草治療我。當時我還太小，未曾

詢問是什麼藥草，而這個傷疤依然淡淡地留在左手上，提醒著我那段神奇的回憶。

植物香氣，是我的事業。二十多年前誤打誤撞進入芳療業，國立大學商學院畢業的我簡直就是異類，同學們大多進入金融產業或企業工作，而我卻在百貨公司賣起精油。參加同學會的時候，同學問起我的工作，還以為是在美容院上班，甚至說要預約按摩，讓我哭笑不得。

事實上，我是在總公司上班，因為需要了解市場，先在專櫃實習三個月，同時充實芳療專業知識。這份工作薪水不多，配合百貨公司營業時間，我們經常需要在半夜進撤櫃櫃，回家已是凌晨。我喜歡精油，每個月發薪資扣掉員購，剩下的錢不多。爸爸不知道我真的很喜歡這份工作，常叫我辭職找個「正經」的工作，有一次還因此起爭執，被爸爸罵哭了，心裡委屈到不行。

幸運的是，後來公司擴展業務，成立芳療學院推廣芳療教育，幾年的歷練讓我在專業領域裡有了更好的發展。這份工作擴展了我的人脈與視野，也讓我有機會在癌症末期病房服務，提前見識到生命的脆弱與珍貴，讓我明白「活在當下，愛要及時」的道理。

植物香氣，是我的使命。婚後老公前往北京工作，分隔兩地、聚少離多的生活，最終我決定前往異地重新開展新生活。

畢業後一直沒有停止過工作的我，當我告訴好友們我要辭掉工作去北京當家庭主婦時，他們的第一反應是不可思議，認為我一定會在三個月內反悔。果然，我的生活開始無所事事，等著另一半回家的日子真的很無聊。

幸運的是，我通過網路擴展新世界，接到了企業的芳療培訓合作案。經過兩次內訓試教後，他們非常滿意，邀請我在年度會議上為全國經銷商講課。首次正式登台講課竟然是在遙遠的蒙古，那是一家有著蒙古包造型的酒店，聽講的人有四百多人。這個場面真的太震撼，讓我瑟瑟發抖。至今我仍記得身穿蒙古傳統服飾，與大老闆一起主持烤全羊開吃儀式，還有熱情的蒙古朋友追著我敬馬奶酒，因為他們那時很難認識來自台灣的老師。就這樣，我開啟了芳療培訓的副業，走過許多城市，如北京、上海、蚌埠、鄭州、昆明、武漢、深圳，以及我長住的廣州，甚至還去了馬來西亞跟澳門開課，邊賺錢工作、邊交朋友，還可以旅遊觀光，真的是太棒了！

然而，**2020** 年疫情來臨，全世界按下了暫停鍵。突如其來的災難使所有線下課程與活動全部取消，大家擔憂疫情會失控、生活物資匱乏，經濟收入也急劇下降。人們被困在家中，對未來的不可知感到不安與焦慮。疫情期間，我暴瘦 **8** 公斤。然而，危機往往也是轉機。無論是當年我放下一切來到北京重新開始，還是疫情發生後，我開始轉向線上直播分享芳香療癒，一起在線上分享這些我感興趣的事，我還完成了自己設計的精油牌卡「植物療癒卡」。

在這段時間，我發現很多人平時缺乏健康養生的觀念，全球災難性事件下，各種不實新聞讓人焦慮、憂鬱、失眠。過去我專注於教授專業芳療師的系統與進階課程，而現在，我需要分享簡單、正確的芳香養生概念給更多人，因為他們真的需要自救。因此，我放棄了深奧的芳療系統培訓課，開始分享簡單有趣的香氣療癒方法。例如，結合生命數字與植物人格特質，幫助人們快速找到適合自己的香氣，用有趣的方式來試著理解自己、家人、朋友，並用香氣來療癒自己。

疫情過後，大家對身心健康有了更高的需求，線下課程和活動也逐漸恢復正常。我通過這套有趣的工具，與許多合作企業舉辦了多場活動。學生們提到這套系統幫助了他們提升情緒關係和實質收入等。這些成果讓我更有信心，也更熱切地想分享給你們。我希望你們能在這套系統中找到自己，學會勇敢做自己、真正愛自己。因為我相信，我的使命就是把我愛的芳香療法，分享給我愛的你們！期待有機會聽聽你們與香氣的感人故事。

Merry & Bright with LOVE.

李佳玲

Carolyn Lee

謝辭

在此，我想對許多人表達我的感謝。首先，我最想感謝的是我的父母。我們家是傳統的嚴父慈母家庭，父親一向嚴肅寡言，但在他生命的最後時光，仍心心念念著我這個遠在異鄉的大女兒，忍受身體的不適，和媽媽一起來到廣州看我。那是他第一次也是最後一次來廣州，我很慶幸成為芳香治療師，並在之前有機會到癌症末期病房實習，在爸爸癌末需要細心照護的日子裡，我用精油、按摩和愛陪伴他走到最後一刻。媽媽則是我最稱職的學生與小白鼠，無論是她的更年期問題、夜咳、灰指甲、濕疹等各種問題，我給她的處方她都會認真使用，並告訴我非常有效。當然，我也要感謝在台灣的兄弟姊妹與家人們，因為有他們的支持，我能夠放心地去做我喜歡的事，並知道他們永遠會在背後支持我。

我特別要鄭重感謝引領我入行的恩師，卓芷聿老師。卓老師在 **1995** 年引進澳洲芳療專業品牌 Roonka，並創立了荷柏園與花漾芳療學院。我有幸在公司創立早期就開始入行。卓老師是腳踏實地的摩羯座，所有的工作都親力親為，與我們一起完成工作。她擁有一顆熱情又充滿喜樂的心，引進的產品與課程都以實用性和助人為準則。跟隨老師工作的日子，是我成長最快、也最充實開心的時候。老師總是以信任且開放的心，給我許多機會去嘗試各種新的課題與挑戰。即使後來因為個人原因我選擇離開學院，老師仍然一直給我最大的支持，每年在百忙之中應邀來上海或廣州為我的學生們講課。我與老師相知相交近二十年，我們亦師亦友，我覺得自己非常幸運，能夠早早遇到芳療的貴人。在台北學院工作期間，總公司的主管與夥伴們也經常給予我很多工作上的幫助，特別感謝張總與幗芳姐的大力支持。

最後，我要感謝在異地幫我開展第二事業的貴人，王琛艷老師。感謝我們在微博上相遇的緣分，還有你對一個陌生人的完全信任，讓我們成為親密的合作夥伴，一同推廣芳香知識的使命。最重要的是大樹林出版社的夥伴們，感謝你們一等再等，耐心地幫助我完成我的第一本作品，讓我的芳療使命有更多的可能性與擴展。還要感謝近二十年來所有可愛的學生們，因為有你們，我得以發揮三號花朵人的特質，被尊重、被看見，還能任性地做自己。我愛你們！希望未來的路上，我們能夠繼續互相陪伴，在香氣中繼續修行。

國家圖書館出版品預行編目(CIP)資料

能量精油調配指南：用數字和香氣配方，為你的金錢、事業、愛情和人緣帶來無盡好運的芳香療法！/ 李佳玲著. -- 初版. -- 新北市：大樹林出版社, 2024.09
面； 公分. -- (自然生活；61)
ISBN 978-626-98573-2-6(平裝)

1.CST: 芳香療法 2.CST: 香精油

418.995 113008730

系列／自然生活 61

能量精油調配指南

用數字和香氣配方，為你的金錢、事業、愛情和人緣帶來無盡好運的芳香療法

作　　者／李佳玲
植 物 繪／李佳芬
總 編 輯／彭文富
主　　編／黃懿慧
校　　對／楊心怡、邱月亭
封面設計／Ancy Pi
排　　版／菩薩蠻數位文化有限公司
出 版 者／大樹林出版社
營業地址／23357 新北市中和區中山路 2 段 530 號 6 樓之 1
通訊地址／23586 新北市中和區中正路 872 號 6 樓之 2
電　　話／(02) 2222-7270　　傳　　真／(02) 2222-1270
E-mail／editor.gwclass@gmail.com
官　　網／www.gwclass.com
Facebook／www.facebook.com/bigtreebook
發 行 人／彭文富
劃撥帳號／18746459　　戶　　名／大樹林出版社
總 經 銷／知遠文化事業有限公司
地　　址／222 深坑區北深路三段 155 巷 25 號 5 樓
電　　話／02-2664-8800　　傳　　真／02-2664-8801
本版印刷／2025 年 06 月

定價／420 元　港幣：140 元　ISBN／978-626-98573-2-6

回函抽獎

掃描 QR-Code，填妥線上回函完整資料，即有機會抽中獎品：「擁抱愛與光明——精油能量香水 30mL」（價值 1980 元）。

★中獎名額：共 3 名。

★活動日期：即日起～2024年11月25日止

★公布日期：2024 年 11 月 26 日會以 Email 通知中獎者。中獎者需於 7 日內用 Email 回覆您的購書憑證照片（訂單截圖或發票照片）方能獲得獎品。若 12 月 2 日前尚未收到回覆，視同放棄。

★一人可抽獎一次。

★本活動限台灣本島寄送，無法寄離島、國外。

★出版社保有最終修改權利。

★贈品介紹

擁抱愛與光明——精油能量香水 30mL

Embrace Love and Light

採用數字 1（木質）3（花朵）9（樹脂）三大類植物能量為主設計的天然植物能量香水。

這款香水融合了來自大自然的力量與愛與光明的象徵。精心挑選的雪松、絲柏和西印度檀香，帶來穩固和安全感，而苦橙葉、芳樟葉、薰衣草和天竺葵則展現了清新和平靜。依蘭、丁香和甜橙的溫暖甜美氣息，與乳香、沒藥和古巴香脂的神聖共鳴。最後，廣藿香和岩蘭草為底調定香並營造出豐盛的層次，讓您感受到身心靈的愛與光明。

以生命之水與玫瑰純露為基底，這款香水不僅可以為您帶來獨特的香氛體驗，更可用來調整情緒，淨化能量。不論是在日常生活中還是特別需要的時刻，擁抱愛與光明精油能量香水都是您身心靈的良伴。

Merry and Bright With Love

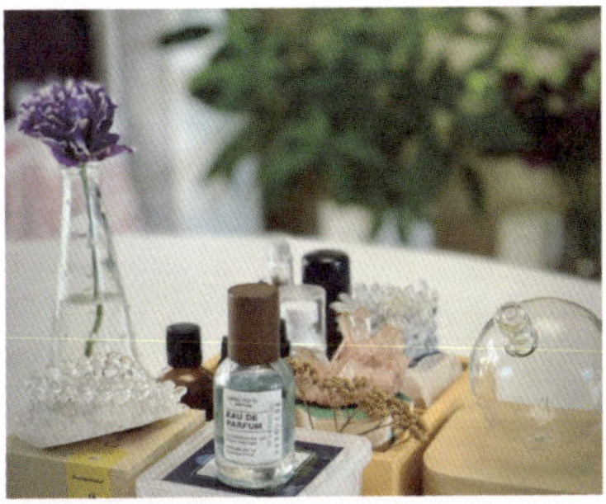

◆照片為示意圖，實際產品瓶身標籤會不同。